# 经方扶阳法

赵 杰/著

全国百佳图书出版单位

中国中医药出版社

·北 京·

**图书在版编目（CIP）数据**

经方扶阳法大纲 / 赵杰著 . —北京：中国中医药
出版社，2023.9（2025.2重印）
ISBN 978-7-5132-8201-7

Ⅰ . ①经… Ⅱ . ①赵… Ⅲ . ①中医临床—经验—中国
—现代 Ⅳ . ① R249.7

中国国家版本馆 CIP 数据核字（2023）第 100826 号

---

**中国中医药出版社出版**

北京经济技术开发区科创十三街 31 号院二区 8 号楼
邮政编码 100176
传真 010-64405721
三河市同力彩印有限公司印刷
各地新华书店经销

开本 710×1000 1/16 印张 10.75 字数 155 千字
2023 年 9 月第 1 版 2025 年 2 月第 3 次印刷
书号 ISBN 978-7-5132-8201-7

定价 46.00 元
网址 www.cptcm.com

服 务 热 线 010-64405510
购 书 热 线 010-89535836
维 权 打 假 010-64405753

微信服务号 zgzyycbs
微商城网址 https：//kdt.im/LIdUGr
官 方 微 博 http：//e.weibo.com/cptcm
天猫旗舰店网址 https：//zgzyycbs.tmall.com

如有印装质量问题请与本社出版部联系（010-64405510）

赵杰，山西名医，硕士研究生导师，现就职于山西省中西医结合医院。第六、七批全国老中医药专家学术经验继承工作指导老师，山西省五一劳动奖章、全国卫生计生系统先进工作者荣誉称号获得者。

赵杰毕业于山西医学院（现山西医科大学）中医大学班，毕业后回到基层，先后于山西怀仁县中医院、山西山阴县第二人民医院工作，后于朔州市开办了一家属于自己的诊所，随后就职于山西省中西医结合医院至今，一直致力于"经方扶阳"的理论与实践。

赵杰教授对以《伤寒论》《金匮要略》为代表的经方学术体系进行了阐释，从人体结构及功能定位、能量信息传导等角度阐述了六经及各方、脉、证的实质。同时，他还提出运用经方的本质即扶助阳气，引入肌筋膜理论，提出"经方扶阳法"，经大量临床实践，逐渐形成了"经方扶阳学术流派"。

　　赵杰教授创立经方扶阳法，从以细胞、循环、筋膜为一体的生命基本结构单元入手阐释六经辨证的本质，提出六经的结构观思想，从解剖结构入手系统解决六经分类之问题，并形成与之相应的脉证体系。其提出经方扶阳法"阳虚致郁"的疾病观，把经方的本质特征即扶助阳气、恢复机体自愈机能的治疗观念贯穿到疾病治疗的全过程中去。同时，经方扶阳法以西医学理论注释阴阳、五脏、三焦、六淫、八纲等传统中医基本概念，形成了系统的经方扶阳理论体系。

　　本书介绍了经方扶阳法理论阐释下的中医常用基本概念，如八纲、阴阳、五行、三焦、六经、六淫等临床常用概念，阐释了经方扶阳法"阳虚致郁"的疾病观、六经分类法，以及经方扶阳法治病的基本原理、经方扶阳脉法等内容，阐述了经方扶阳法的基本理论框架，并将《伤寒论》与《金匮要略》中的经方串联起来以类方的形式进行分析，同时着重阐释了六经类方组方原理及衍化过程，总结脉诊、用药、处方规律，供读者学习、参考。

# 自序

余在基层临证时、高校授课时、传承带教时，所依靠的就是在读书、临证、反馈中逐渐融汇、构建成形的经方体系。

有感于经方疗效之迅，这些年一直在思考如何将传统的经方语言现代化，让更多医生能够感受到经方的魅力，掌握经方的法度。

临证渐深，若有所思，乃集录而成此书，欣然分享。以求有益于消除大众对于中医的"陌生感""神秘感"，让其更好地走向大众。

基于此，《经方扶阳法大纲》系统介绍了经方扶阳理论体系，主要由两大部分组成：一部分介绍经方扶阳的基本理论，或曰经方扶阳法概论；另一部分介绍经方扶阳法视角下的六经类方。

经方扶阳法认为："病变无常，不出六经之外。"《伤寒论》详于六经辨证，而《金匮要略》则偏重于辨病，若将《伤寒论》与《金匮要略》之方合而讨论，以类方之形式串联二书之方，乃可进一步明确经方立论之本、变化之机。

是为序。

赵杰

2023 年 6 月 5 日 于山西中医药大学

## ❀ 经方扶阳法概论篇

## ❀ 经方扶阳法各论篇

### ◆ 太阳病篇

经方扶阳法

概论篇

# 挖掘经方科学内涵，助力中医守正创新

　　近百年来，随着"西学东渐"，西医成为主流医学，中医药呈边缘化趋势。传承精华，守正创新，让中医药发展清流激荡，是中医人当前要面对的主要问题。中医药为中华民族的繁衍生息做出了巨大贡献，而疗效是中医药生生不息的根本生命力，中医药疗效的背后，必然蕴含着深刻的科学内涵，这是中医精华之所在，亦是新时代下传承精华的崭新意义。中医既是古代的，也是现代的，更应该是未来的，在传承中创新，在创新中传承，才能推动中医药高质量发展。

　　纵观中医发展史，本身就是一部在临床实践驱动下的创新史。春秋战国"百家争鸣"的文化背景下，中医创造性地吸收了"气一元论""阴阳五行""整体观念"等古代哲学思想，实现了从纯粹的经验医学向学术体系的成功跨越，其标志性著作即为《黄帝内经》。东汉末年建安年间至少发生过4次瘟疫，造成人口大量死亡，张仲景"感往昔之沦丧，伤横夭之莫救"，即"乃勤求古训，博采众方"，对经方学尤其是对当时所称"传染病""伤寒"进行了深入研究，乃撰《伤寒杂病论》合十六卷，建立了完善的辨证论治体系，是中医第二次伟大创新，而后世中医各家倡导的辨证体系亦以此为根基进行发挥，可以说经方体系的产生对中医学的发展进程产生了深远影响。金元时期，瘟疫再度随战乱爆发，特殊的自然环境、社会环境导致疾病谱发生转变，促使医家寻求更有效的医疗实践，"金元四大家"因此而形成。其对人体健康与疾病本质在中医理论的框架下进行了深入思考，从当时的临床境遇来理解其理论体系，对我们今天的守正创新仍有所裨益。即使到了清代，在各家学说、经方验方已汗牛充栋、数不胜数的条件下，面对大量的感染、传染性疾病的再次暴发，中医学者根据临床实践创造性地开创了温病学派，使中医学再次有了突破性的创新，产生了质的飞跃。清末，温病学派、滋阴学派在传承发展的过程中被庸医大量滥用，导致本质是阳虚的病人被误诊误治而疗效不佳，至蜀中名医郑钦安受到经方"重阳气"思想的启发，正本清源，著医学三书，以阴阳为辨证总纲而强调阳主阴，强调元阳真气在人体生命活动中的重要作用，效如桴鼓，活人无数。其"扶阳"理论在中医历史上占有重要地位，是中医之明珠，其理论学说影响后学之深，造就了一大批中医临床大家，在解决疑难病症及急危重症方面大放光彩。

可见，中医自古不乏传承与创新，而在新的时代环境下，如何让中医药根深叶茂、老树发新芽，是新时代的中医人要面对的崭新问题。而这个问题，我们可以从古老的经方体系中找到答案。

经方是对《伤寒论》和《金匮要略》中所载方剂的尊称，以其规范性和有效性，疗效显著、历久不衰被誉为"众法之宗，群方之祖"。经方在历史上曾一度成为隐学，"江南诸师秘仲景要方不传"是唐代医家孙思邈在撰写《备急千金要方》时，因见不到仲景《伤寒论》而发出的叹惋。后有温病学派的兴起贬低了六经辨证，直至近年，涌现了一批经方大家，以卓越的临床实践再次为经方正名，经方再次进入大众的视野，全国掀起了一股经方热潮。这其中蕴含着一个关键且隐匿的问题，为何经方在当今可重新焕发生命力？

中医学的发展历史和人类与疾病斗争的历史密切相关，即使是中医历代各家学说的形成，都有深刻的自然环境与社会环境的原因，其中以大规模的瘟疫暴发对历次中医理论创新的形成影响最为深远。人类经历了两次卫生革命，第一次卫生革命主要针对传染病，其中包括烈性传染病如鼠疫、霍乱及慢性传染病如麻风、结核等，造成人群大批致残或死亡。直至 20 世纪后叶，随着疫苗和抗生素的广泛使用，人类对传染病的斗争才取得丰硕成果，第一次卫生革命取得了胜利。目前主要威胁人类的疾病已经变成了与生活水平的提高、平均期望寿命的延长、不良生活方式的泛滥，以及心理行为和社会环境影响密切相关的心脑血管病、抑郁症、恶性肿瘤及其他慢性病。从 20 世纪后叶开始，防治这些疾病已成为第二次卫生革命的主要内容，也是当前的重点。

而心脑血管疾病、抑郁症、癌症、糖尿病、慢性呼吸系统疾病等常见慢性病久治不愈、迁延发展的一个重要原因，是以机体能量代谢不足为主要矛盾，即阳虚为本，机体功能的低下或以功能低下为主要矛盾的功能紊乱时，可能会出现湿气、水气、水饮、痰饮、痰浊、痰核、瘀血、积食等病理代谢产物的滞留，或者出现气滞、郁热、津亏、血虚等病理改变，成为疾病久治不愈之根。

阴阳的最初本义是指日光的向、背，经古代哲人抽象上升为描述对立统一关系的观念，由于古代词汇相对匮乏，导致当时各学科皆借用这一名词。《黄帝内经》亦不例外，而其在《素问》中提出的"阳化气，阴成形"的观点，则对中医学阴阳的本质给出了深刻而准确的定义："阳化气，阴成形"意味着能量的转化引起物质的转化，物质的转化伴随着能量的转化。清代郑钦安在《医理真传》中说"人身一团血肉之躯，阴也，全赖一团真气运于其中而立命"则是对这一观点做出了进一步的诠释。可以说生命即是阳气的运动过程，阳气的盈缩催化着生命的生长壮老已，亦是解决疾病的眼目。

郑钦安阐释了经方体系阴阳辨证的核心内涵及如何使用阴阳辨证的技术问题，那么经方另外一个核心问题即六经的本质，我们给出的答案，即六经的结构观。用葛根汤治疗腹泻，用麻黄连翘赤小豆汤治疗黄疸，用越婢汤治疗肾炎，用小青龙汤、大青龙汤、麻杏甘石汤治疗肺炎，以麻黄细辛附子汤治疗心肌炎，等等，这些都是麻黄的类方，皆在解表，为何可以治疗不同系统的疾病？本质上是因为这些脏器里面有结构相似的基本单位。这个基本单位就是与汗腺结构相类似的结构，无非是血管包绕得致密与否、数量多少、腺体导管分泌结构复杂不复杂的问题。当心脏、大血管、毛细血管、皮下组织、上皮及其附属腺体功能发生障碍，从广义角度说，任何病种，无论外感、内伤，若病理机制为上述部位亢奋性的功能障碍，则均属于太阳病，皆可以按照太阳病的类方进行治疗，反之则为少阴病。而无论其是消化系统疾病、肝病、肾病，抑或呼吸系统疾病，都遵循这一规律，这就是六经辨证的简洁性。六经分三层，是以生命的基本结构单元，即循环–细胞–膜系统这一基本单元为基础。细胞功能亢进与抑制，属于阳明病与太阴病的范畴；宏观上体现为胃肠功能之优劣，肌筋膜网及组织间液结构上的兴奋或抑制病变则集中体现在少阳病与厥阴病。经方理论之简洁，应用之简便，疗效之可靠，本质在于其对生命认知之深刻。

从桂枝汤到乌梅丸，从太阳病到厥阴病，经方治疗六经病变，皆注重依靠从中焦获得能量来提升身体机能，祛除病邪。即使对于阳明病，也注意迅速降低细胞的亢进状态，并清除病理产物，防止能量被迅速消耗转入抑制状态则发展为阴证，这也是阳明病"保胃气，存津液"之原因所在。扶阳气，保胃气，存津液，是经方六经通用的原则，也是经方扶阳法在临床取得满意疗效的保证，这是经方法度中科学的一面，是被临床反复验证有效、值得推广的学术观点，是值得深入研究、传承与发扬的东西。任何宏观效果都有它的微观机理，经方扶阳法运用西医学循环、免疫、细胞等领域取得的进展，结合最新的肌筋膜学说而构建的新的六经辨证体系则是对阐明经方的科学内涵所做出的全新的尝试。

经方所包含的科学内涵是保证其两千余年经久不衰的根本原因，辨证与处方简洁、作用高效、疗效可复制是历代医家推崇经方的原因所在。在新的历史环境下，特别是与西医共存的环境中，用现代化的语言阐释经方体系中蕴藏的生命规律和医学科学内涵就成为一个亟待解决的问题。经方理论的现代化诠释是中医主动融入时代的关键议题，不仅有利于解决眼下中医临床的疗效问题，解决中医检测技术的支撑问题，使中医理论体系具备穿透力与传播力，更进而可以使之成为一个具有世界性的跨文化性的医学。过度的哲学推断、理论推演，繁复的经典互相注释等一些研究中医的方法手段并不能给中医在新时代下的发展注入新鲜活力，从既往兼具哲学化的研究方法中走出来，剥离出经方的科学内涵，是中医药传承精华、守正创新的重要方法。遵循中医药自身发展规律，借助现代科学技术手段，推动中医药创造性转化、创新性发展，是当代中医药人需要共同面对的时代命题。

挖掘、传承好经方的科学内涵，是助力中医守正创新的一次尝试，可为新时代下中医药的发展注入新的生机，为促进人民的健康水平做出新的贡献。

# 八纲探微

从汉代到"五四"之前，中国的传统文化是以阴阳五行为骨架的，不同思想领域的人士均在纵谈五行、侈论阴阳，举凡政治、农学、兵家、中医、自然科学、音乐、建筑等领域，皆对阴阳五行这一骨架语言体系进行发挥和演绎，以形成本学科颇具特色的阴阳五行观，又各以其创新发明"反哺"这一哲学体系。《黄帝内经》的诞生，已将这一哲学语言运用得成熟圆通，凡天地、日月、寒暑、昼夜、男女、夫妇、君臣，以至腑脏、气血等，皆按其对立统一的关系分属"阴"或"阳"。

因为本身并没有发展出专有名词，从中医学引用阴阳五行概念之初，由于其内涵的丰富性，就注定阴阳五行在不同语境下有着不尽相同的含义，这一点往往需要具体问题具体分析。所以阴阳五行理论以一种高度概括的形式支撑着中医的基本理论骨架。就中医诊断学而言，仍然延续这一表述简洁的传统，在发展过程中辨证体系不断被归纳升华，直到明代，"八纲"名称被正式提出。到中医药院校二版教材，正式将"八纲"列为专章谈论，其得以在全国普及。

八纲辨证把错综复杂的临床表现分为三对主要矛盾，以表里辨别病位的外内深浅，以寒热辨别疾病之性质，以虚实辨别邪正盛衰，综上，再进一步将疾病归纳为阴证、阳证两大类。八纲辨证抓住了疾病中带有普遍性的主要矛盾，属于纲领证，在辨证中有执简驭繁、提纲挈领的作用。但是在临床中，对疾病本质的认识还不够具体，如里证范围之广，八纲未能明确何种脏腑之病变等。故临床上仍需与六淫辨证、气血津液辨证、脏腑辨证和其他辨证方法等结合而得出结论。故经方扶阳法在诊断辨证上旨在集诸辨证体系之长，简化思维模式，以简便、准确、全面的辨证方法深刻洞察疾病之原委。概括来说，经方扶阳法在诊断上以六经辨证统摄"兼夹病邪、对应脏腑"之经方三部九候脉诊，精准辨析病–脉–证–治以确定诊治方案，一条红线贯穿所集之证据，以求疾病之本源，这一点，我们在后续的文章中会详细介绍。

以新陈代谢为着眼点，经方扶阳法之六经辨证体系为传统的八纲辨证注入新的内涵。

经方扶阳法所指之阴阳有两层含义。其一是指新陈代谢，具体是指物质代谢与能量代谢，当然，二者并不是截然分开的，是一体同时进行的。阴成形、阳化气是经方扶阳法认为阴阳在医学领域最本质的特征，凡成形的为阴，而运化这一过程的生命力为阳。正如郑钦安在《医理真传》中所表述的："人身一团血肉之躯，阴也，全赖一团真气运于其中而立命。"此时的阴为有形之体，为阳气运化之载体，阳为无形之能量，为运化有形之能力。传统中医将机体精微物质（精、血、津、液）的匮乏称为"阴虚"，经方扶阳派则认为精微物质匮乏的根源是机体化生精微功能低下，而化生精微物质的功能属于阳气的作用，故治疗"阴虚"的过程中着重注意恢复阳气之运化功能，谨防滋腻碍胃。其二，"阳气"是正常功能的代表，机体整体或局部功能低下为"阳虚"，又将功能低下导致的病理产物堆积称为"阳虚阴盛"，这里的阴为病邪，具体为气滞、瘀血、痰浊、湿气、郁热火毒、积食等。而扶助阳气，祛除邪气，即提振生命机能、清除积滞之病理代谢产物为经方扶阳法之治疗观。这两层含义是经方扶阳之阴阳观念最集中的体现。

经方扶阳法将病位分为表里及半表半里。人体在宏观上是一个整体，表现为各种组织、器官、系统的协调工作以完成生命活动。微观上也是一个有机的整体，即以细胞为核心，是为里，由供给细胞养分与氧气的循环系统与细胞和循环系统进行物质交换的中介——细胞间质分别构成表与半表半里，三者共同组成生命体最基本的结构单元。此基本结构单元广泛存在于机体的不同器官之中，是构成机体新陈代谢的基本结构单元，也是六经辨证的结构部位，是六经钤百病的结构基础。

在宏观上，心脏、大血管、毛细血管、皮肤及皮下组织、上皮及其附属腺体功能皆属于表，细胞功能的强弱宏观上表现为胃口的好坏，故在宏观上，脾胃之消化吸收功能皆属于里，而肌筋膜网及组织间液在结构上皆属于半表半里。表里及半表半里在病变性质上有亢奋与抑制之分，即依此而别六经。故应用六经辨证可以将病变位置细化，有助于整体判断及局部重点对治，为八纲之表里这一对辨别病位之方法注入新内涵，以更贴合临床实际。

经方扶阳法之寒热概念是指能量代谢之多寡，热证患者能量代谢程度高，寒证患者则偏低。在治疗上，经方以白虎汤、竹叶石膏汤、栀子豉汤等阳明类方治疗细胞功能亢进、能量代谢偏高的状态，故"保胃气，存津液"，防止能量透支是阳明病之扶阳法。其余五经，皆在固护阳气的基础上展开治疗，经方以桂枝汤为群方之祖，桂枝汤加减变化之类方在经方中所占比例最大，尤不忘以炙甘草、生姜、大枣为基础加减变化以固护脾胃之阳气，少阳病主方小柴胡汤如此，三阴病主方亦如此，扶助阳气、祛除病邪的治疗理念贯穿《伤寒论》的始终，就连滋阴养血第一方炙甘草汤，亦要在一群阴药中放入桂枝、生姜以增强脾胃运化之机能，不致碍胃。这种处方理念在经方中比比皆是，在以经方扶阳法为指导的处方中，寒证热证并不是截然分开的，寒温并用、攻补兼施等并不少见，皆随证治之。调控机体的能量代谢，恢复机体的自愈能力，是经方扶阳法治疗疾病的重要理念。

虚实这一对概念的含义针对的是能量储备与病理代谢产物的多寡而言。虚证与寒证不同，但经常合并出现，寒证在病理表现上多有血管、筋膜痉挛的表现，以致细胞缺氧，代谢减慢，活性降低。而虚证多表现为精、气、血、津等正气不足的表现，虚证可由寒证引起，在治疗上，也常常虚寒同治，如肾气丸在三补之中要加入肉桂、附子以少火生气。经方扶阳法认为虚证即为能量储备的不足，在此种状态下，正邪交争不会太明显，表现为衰退的迹象。而实证则是指在疾病过程中，气血阴阳失去平衡，体内病理代谢产物不断堆积，进而使邪气充盛，表现为有余、亢盛的一种病理变化。经方扶阳法在辨证实证时，注意根据症、舌、脉判断病变属性，明确辨析气、血、痰、火、湿、食等病理积滞而治之。另外，与寒证、热证这一对矛盾相似的是，虚证与实证在严重的时候往往也有与本身症状相反的病理表现，这种假象需要四诊合参，仔细鉴别。

经方扶阳法治疗疾病的原理可归纳为三条：一是调整能量代谢，不足的要振奋生命机能，恢复自愈机能，亢奋的要行抑制收敛之法，避免能量透支，以保存元气。二是要调整不同部位的能量代谢与分布，如解表、温里、暖下焦等以适应不同部位的病变。三是要清除特定的病理代谢产物，使邪去正安，阳道通畅。而上述三条原则的落实离不开对八纲的准确判断，在具体辨证过程中，经方扶阳法仍以六经辨证立论，还八纲于六经之中，我们认为六经辨证在思维方式上有简洁、全面、高效的优点，以三阴三阳辨病位与病理性质，再根据邪气之种类分而治之，如气、血、痰、火、湿、食等邪气在六经中皆可出现，这样组合式的辨证方法对还原疾病本质往往有可以兼顾疾病全貌与辨析具体细节的优势。

用新陈代谢的观点去注解、理解古人所说的八纲，将恢复机体的自愈机能视为治疗疾病的主要矛盾，精准辨证病位、病性、病邪，是经方扶阳法对诊治疾病给出的方法与手段。

# 六经的结构观（上）——太阳与少阴

　　张仲景在《伤寒杂病论》中以独特的视角认识到，在标准状况下，外感疾病从太阳病开始，随着病情的演化发展，以及不同的治疗手段，继而出现了六经的传变。其发病变化，在常态下，从太阳开始，相继出现少阳、阳明、太阴、少阴、厥阴的情况，沿着由太阳入厥阴这样的规律演化。经方扶阳法把郁热、水气、水湿、水实、痰湿、痰浊、痰饮、水饮、瘀血等一些疾病过程当中的变化产生的病理代谢产物，从六经辨证里面独立出来，另分章节细讲。为了更好理解，此篇专讲六经，注意这是一种方便法，并非割裂六经，应用纯熟者则视二者为一，即特定的病位常出现相对常见的病理变化，即中医所讲的经典证型。

　　从疾病开始到结束，机体对抗疾病的能量来自细胞，姑且也可以狭义地认为是免疫细胞的作用，但其实每个系统都为对抗疾病贡献力量。中医称这种机体产生的用以生存、与疾病做斗争的能量叫阳气，即"用阳"。阳气是广泛运行于机体组织保持其正常运行的功能。其作用在于抵抗抵御、杀死致病因子，分解、排泄病理代谢产物（六郁）并对其解毒，且具有修复受损组织器官的功能。阳气足，则病发为三阳，阳气不足则发为三阴。

　　六经是讲结构的，可以看成三个部分，太阳和少阴属于循环系统的问题，是在血管系统的主动的调节和变化，把这种主动的调节和变化的兴奋与抑制叫作太阳和少阴。如果是在细胞层面进行的调节反应和变化，就叫阳明和太阴。如果这个变化在半表半里，经方扶阳把它与西医学相结合归结为肌筋膜体系，在这个肌筋膜系统的调节和变化的反应即为少阳和厥阴。与此对应，经方治病有三个层次，即调控血液及热量分布，调控压力（筋膜张力），调控能量的代谢。这样我们把这个六经定下来，就可以把六经和机体解剖落到实处。

### 太阳与少阴

太阳病和少阴病的产生原因是身体面对疾病时循环系统做出主动调节和变化的功能发生障碍。太阳病的本质可简单概括为机体产热增加时，体表血液循环应开放，散热亦应增加，但此时机体散热的机制有障碍而出现的一系列反应。产热在于激发机体的自愈机能，是阳气对抗疾病的表现。循环系统的终端是腺体，腺体周围包绕着微循环系统，太阳病即微循环——微毛细血管、微静脉、微动脉及其相关联的腺体功能障碍。循环系统及其末端的腺体组织，与汗腺结构相似的组织，即是经方扶阳所认识的"表"，这也说明了为何可以用解表的方式解决肾小球肾炎等看似里证的病变。太阳病为机体"表"部的功能障碍，即心脏、大血管、毛细血管、皮下组织、上皮及其附属腺体功能障碍。从广义角度说，任何病种，无论外感、内伤，若病理机制为上述表部的以亢奋性为主的功能障碍，均属于太阳病。

与太阳病相对照，少阴病本质可以这样理解，阳虚生内寒，机体产热功能下降，寒即是广泛的毛细血管的痉挛和调节功能的障碍。机体自愈能力不足，表现为全身微小血管活动功能下降，呈收缩痉挛态势。少阴病与太阳病同属表部，太阳病主要是机体循环功能失调，包括体表微循环及上皮附属腺体的功能失调。这里需要注意的是，内脏器官如消化黏膜、腺体、泌尿生殖系统的微循环在解剖上也属于太阳与少阴范畴。其中，太阳病以循环功能失调为主，少阴病以循环功能低下、循环系统脉络痉挛为主。

维持体温的恒定，机体需要不断进行调节，其中一种调节就是血管和腺体的调节。当人体感受风寒或感染病原微生物时，机体本能的反应是通过各种方式防止体温的进一步散失以提高体温，增强抗病力，包括关闭汗腺以减少排汗、散热，收缩浅表毛细血管以减少体表散热，收缩上呼吸道血管以减少通过呼吸散热。机体会竭尽所能地减少散热，包括收缩血管，关闭汗腺以减少散热，同时调动肌筋膜系统使肌纤维痉挛加快产热。这一病理过程即太阳病的表实证，麻黄汤主之，重症则葛根汤主之。

若素体汗腺调节功能低下——表虚，虽然感受风寒但毛孔不能及时关闭，血管调节功能障碍，此时就会表现为汗出与恶风同时出现，并表现为脉浮缓（血液趋向体表以抗邪致脉浮，汗腺开放，血容量丢失致脉缓）。

通过太阳病，经方体系即使是治疗表部疾病，也必须依靠从中焦（里）获得能量来提升细胞功能，这就是经方扶阳法在太阳病中的应用，也是经方六经通用的原则，同时也是经方扶阳派治疗一切疾病的原则。首先维持新陈代谢的正常进行需要胃气正常，炙甘草、生姜、大枣来调节保持胃气，剩下的就是调节腺体和血管的功能。调节腺体的功能用麻黄，调节血管的功能用桂枝、芍药（针对微动脉、微静脉痉挛），然后根据病位深浅可以一直升级使用到附子。然后在特定的条件下，如少阴，可用细辛、吴茱萸等。腺体和血管广泛存在于机体当中，以汗腺为例，腺体管周围是血循环，同理肺泡的外面是毛细血管网，肾小球也是类似复杂化的构造，腺体把血液过滤以尿的形式排泄出来。肠黏膜也是腺体循环网结构，这种结构广泛存在于我们机体的大部分器官当中。

麻黄有兴奋汗腺的作用，杏仁对麻黄有轻微的抑制作用，杏仁和麻黄是一对相反相成的药物。麻黄配桂枝是相辅相成的一对药物，桂枝缓解微循环的痉挛，故麻黄如不得桂枝，发汗不会很多，由麻黄剂所引申出的麻黄法是经方治病的大法之一，在治疗"表证"乃至"里证"上皆有广泛应用。

# 六经的结构观（中）——阳明与太阴

经方扶阳法认为，太阳与少阴是循环系统的腺体在机体对抗疾病时出现的变化，与"表"相对的"里"——阳明与太阴，宏观上讲的是脾胃功能，微观上是在细胞层面讲细胞的功能。在疾病初期，体温要升高，产热增加，散热减少，第一阶段就是太阳问题。病势向里走的时候，机体和疾病做出反应就要产热，血管扩张，细胞兴奋，肌筋膜舒展张开，力图多产生热量，这就使得血循环增快，代谢也增快。更多胃肠道中的水分与糟粕就会进入到血液当中去，此时机体和疾病的反应进入一个最高的阶段——极期。

传染病就可分为这几个阶段，太阳和少阳为初始发病期，然后疾病会出现两个转归，一个转归期就是入太阴，疾病好转的同时正气亦虚，就是人衰弱了，进入到康复期，"向愈"；一个转归是少阴，进入到休克期；进入厥阴即进入寒热错杂的迁延期，正气恢复不了，疾病还将存在。

到了阳明，机体反应进入极期。机体把能量调动起来到达顶峰了，此时反应继续增高可能会让机体衰竭，进入太阴或者少阴期。这个时候保护机体的正气，把人的生命保住是最重要的，怎么保护生命？此时身体的能量被大量消耗，机体新陈代谢的水平都被提高了，产热中枢兴奋到了极点，身体代谢也到了最旺盛的时候，到了由盛转衰的临界点。

看上去是正气最旺盛的时候，其实背后隐藏着巨大的危机。如果这个机体没有向愈的话，随着人体的正气衰退会骤然而变，变到少阴，少阴的寒化证和少阴的热化证都是很危急的。阳明病的本质，浅白来说是当机体自愈机能全面启动，产热迅速增加而散热速度低于产热，主要矛盾为细胞机能过度亢奋。阳明病属于经方扶阳派三层表里观的里部，代表了整个机体功能细胞的亢进状态。原则上，任何疾病，无论外感内伤，只要出现细胞功能亢进的状态，均属阳明病。反之，细胞功能的低下，称为太阴病。

感染性疾病的极期，是指感染性疾病症状最为明显的时期。此时，机体体温升高并持续保持着最高点，机体产热和散热达到平衡，故不再恶寒、无汗，而是发热、汗出、面色潮红、口渴、心率加快、脉搏洪数。此期由于炎症因子的刺激，全身处于高代谢状态。从中医角度看，则表现为四大症，即身大热、口大渴、面大赤、脉洪大，即所谓的阳明经证。

若病情进一步发展，机体在高体温、高代谢的状态下肠内容物会逐渐失去水分，而出现舌苔黄燥，不大便。肠内容物所含之毒素若被肠道进一步重吸收，则会出现昏迷、谵语，手足大量汗出，全身出汗反而减少（脱水）。此时，则称为阳明腑实证。

而阳明法进一步引申为降低能量代谢的大法，其中以竹叶石膏汤等方剂为代表。

通过阳明病可以看出，经方扶阳法所称之"阳"，并不单纯指细胞的功能，同时还指与其功能伴随产生的精、血、津、液。无功能的病理产物视为阴，而有功能的津血津液，则属于阳的表现形式，与细胞功能共为阳气的一体两面。故阳明病的"保胃气，存津液"，即是经方扶阳法所重视的"阳"之所在。

太阴病，为细胞层次功能低下导致的机体功能不足，在病位上与阳明病相同，均为里，但在病性上与阳明病相反，前者为细胞层次功能亢进，后者为细胞层次功能衰退。太阴病的临床表现主要以脾胃消化吸收功能的减退为特征。气化主要在太阴经完成：脾的运化功能不单指消化和吸收，还指整个机体的新陈代谢。宏观上讲，胃肠道是人体能量代谢和物质代谢的系统，如果这个系统功能下降，全身机能就会随之下降，进而出现功能低下，如免疫力、抗病、抗疲劳能力下降等。实际上正如正常人的食欲也正常一样，在微观的角度，在全身细胞功能代谢功能正常的时候，亦会需要营养，表现为人的胃口好，消化机能正常。反过来，当消化吸收功能正常的时候，全身的细胞也会有足够的营养物质供给，保证其正常的代谢。理中汤为振奋全身细胞机能的基本方（多需加用附子而变为附子理中汤），也是经方扶阳法的基本立足点。一方面，任何疾病的治疗，均需从太阴调集能量；另一方面，若太阴本身出现明显不足，则任何治疗方法均需以治太阴法为先。

对厥阴病本质的认识，千百年来中医界争论不休，经方扶阳法则以引入细胞间纤维－基质学说来阐释此问题。

细胞及细胞内的细胞器不是漂浮在细胞外液和内液中，而是被纤维蛋白丝固定在相对的位置上。同时，微循环一方面连接着网状蛋白丝，而网状蛋白丝之后汇聚成对多个细胞形成的组织器官进行分割包裹，就形成肌筋膜系统。同时，肌筋膜还有另外一个功能——进行物质交换，不仅交换营养物质，也运转、运输代谢产物，就形成淋巴系统。

半表半里在宏观的定位是表——肌肤腠理、循环系统以内，胃肠道以外的广大的结构范围。再往细讲，实际上就包含着全身的肌筋膜系统、淋巴系统与组织间液系统。肌筋膜连接微循环和细胞，以及细胞内部的细胞器，起到连接、支撑、包裹、物质交换、赋形等作用。膜是一个整体系统，密闭的、完整的、封闭的，连绵不断的。从细胞的角度，半表半里滋养着细胞的生长，支持细胞修复功能。

根据三层表里观，少阳病为肌筋膜网及组织间液结构上的阳性病变。由于肌筋膜网遍布全身，膜系统功能障碍多种多样，病理产物堆积可见于各处，故少阳病的表现千变万化，用方也最为复杂多变。少阳病是半表半里的阳证，其核心病机是细胞间基质——纤维系统张力增高，炎性反应增强，分布于半表半里的组织液增加，导致基质、纤维系统肿胀，张力增高，刺激邻近器官产生的一系列症状，脉象以左关脉弦或弦滑。治疗上以减小张力、降低代谢水平、舒缓筋膜为主，代表方为柴胡类方剂。

如胸胁苦满症状的出现是因为病理产物在半表半里的筋膜系统堆积，刺激筋膜组织，而出现痉挛疼痛，典型的症状就表现为胸胁苦满。这是因为虽然组织间液无处不在，但胸胁部位是包裹绝大多数脏器的胸膜、腹膜最集中的地方，故以此部位最为明显。同理，刺激淋巴、免疫系统，影响阳气表里出入会出现往来寒热；刺激胃肠，抑制消化功能则为默默不欲饮食；心烦喜呕是因为刺激了胃上口及纵隔部位；循经上扰于上部孔窍则有口苦、咽干、目眩等；刺激部位的选择性不同则出现一些或然证。

少阳病主方是小柴胡汤，柴胡专属疏通筋膜的药物，但只用于半表半里的阳证。在柴胡疏通筋膜的基础上，加用黄芩则可清除肌筋膜网内的病理产物。但疏通筋膜之阻塞，同样需要从里部调集能量。所以又用到了生姜、大枣、甘草。筋膜之邪较表部之邪为深，故所需调集的里部能量也更强，故需要加用人参来进一步增强里部能量。筋膜之邪，若病理产物偏于浊腻且喜呕者，加半夏降逆化湿止呕。

厥阴病与少阳病病位相同，其提纲和少阳病的提纲成一个镜像对照，是以全身筋膜网络（细胞间基质－纤维系统）功能低下为主的病变。细胞间基质－纤维系统功能低下，则处于里部的细胞代谢产物不能有效地排入血液循环系统进而排出体外，故厥阴病往往存在细胞间基质－纤维系统功能的低下，且伴有代谢产物堆积所形成的刺激。厥阴病是半表半里阴证，其核心病机是分布于半表半里组织的组织液减少，纤维筋膜系统萎缩、痉挛，代谢水平低下为主。脉象以左关脉弦伴有沉细无力为主。治疗上以加强基质、纤维系统代谢水平，增加组织间液分泌，舒展、壮大筋膜系统为主。在半表半里功能活动失调的过程中，会出现表、里、半表半里三部功能振奋的不同步，局部热量、张力的过快增长，又会伴发整体功能低下基础上的局部亢进，即寒热错杂。这是厥阴病病机的实质，满足这一前提的寒热错杂才是厥阴病，而不能单纯把寒热错杂等同于厥阴病。

厥阴病是细胞间基质－纤维系统萎缩、痉挛，张力降低，导致细胞和循环系统功能也相应低下，但代谢产物堆积则会刺激局部出现热证。乌梅丸是厥阴病的主方，方中既有大量振奋机能的温热性药物，又有黄连、黄柏等清理代谢产物和炎症物质的药物。若厥阴病仅表现为功能低下而代谢产物堆积不明显，也可暂时不用黄连、黄柏等药物而纯以温阳为主，待厥阴功能改善，左关脉逐步有力充实后再逐渐加入清热药，此时病情多转为少阳，可合用柴胡剂化裁。左关脉细弱，可以当归芍药散养肝，活血而利水；左关脉纯阴脉，又以吴茱萸汤加减化裁治其久寒。而无论养肝血、疏肝郁、清肝火抑或暖肝阳，经方扶阳法尤其重视脉象的指导作用，而不仅仅是依赖症状，以此避免误判，以取长远之效。

# 功能的五脏观

在中国文化中，中医并没有像其他学科一样发展出自己的专有名词，其骨架语言体系如阴阳五行几乎出现于所有领域，加之近代对外来医学"简单粗暴"的翻译，更加剧了新时代新环境下中医在理解、交流及传播方面的困难。

高度概括下的中医语言带有时代意义及特色，不同语境下其含义亦不尽相同，而相较六经而言，阴阳、五行更具哲学含义，经方扶阳法将以一种全新的视角来认知五行与五脏。

六经体系下的五行－五脏观与西医学解剖里的五脏既有联系又有区别。

## 1. 肝

《中医基础理论》课本上讲："肝位于腹部，横膈之下，右胁下而偏左。与胆、目、筋、爪等构成肝系统。主疏泄、藏魂。"

**肝藏血**。肝脏本身就是一个血窦。肝脏可以储存能量也可以转化能量，无论是思想反应还是表现行为，能量的转化都伴随着物质的转化，对事件做出反应的过程就是不断调整自身血流变化的耗能过程。肝脏是我们身体里面最大的化工厂和后备仓，物质的转化、分解、合成就在肝脏里面进行，如物质代谢、合成凝血因子、储存肝糖元、解毒等。同时，肝为将军之官，其功能也与应激有关。应对事情既需要消耗能量也需要血循环的重新分布。中医之肝的总体功用即是抽象化地提取了大脑皮层到肾上腺系统（HPA 轴）的功用。HPA 轴是神经内分泌系统的重要部分，参与控制应激的反应，并调节许多身体活动，如消化、免疫系统，心情和情绪、性行为，以及能量贮存和消耗。

**肝主疏泄**。即解决问题、谋虑，表达情绪，调整血液分布的能力。通常在遇到突发事件时，人会有不同的状态，如木僵、战斗、逃跑等，人体在紧张状态下会启动人体的应激状态，这种机制会加快能量的代谢以应对身体的紧张，引起交感神经兴奋，同时甲状腺素分泌，加快能量代谢、物质运输。如果对于不得不解决的事件没有解决的办法，交感神经及 HPA 轴就会持续兴奋，这种状态即为肝郁。疏肝即是解决应激轴兴奋的问题，滋肝来解决由于机能不足引起的虚性兴奋。

**肝主筋**。肝同时也对应人体内的肌筋膜系统。肌筋膜系统在体内提供构型、营养、支撑等作用，是有应力、压力、张力及心的搏动提供的震动力的不断根据实际情况调整血流及能量分布的整体。综上，肝属木，主生亦主升，例如交感神经过度兴奋会影响胃肠功能即为木克土。

**肝藏魂**。随神往来者谓之魂。神——感知、感觉是基础，决定了人在面对事件时的正负心情及态度，魂即机体紧随着神的变化进行思考而做出的反应，根据感觉、感知和认知进行下一步有关行动的分析和谋略即为魂。

**2. 心**

"心位于胸腔偏左，隔膜之上，肺之下，圆而下尖，形如莲蕊，外有心包卫护。心与小肠、脉、面、舌等构成心系统。心，主血脉，藏神志，为五脏六腑之大主、生命之主宰。"

**心主血**即解剖概念上心的功能，与西医学的概念相类似，代表完整的血循环系统。脉，一指脉管，一指经脉。概因气血相生，循环系统给消化系统提供血液循环，从而使消化系统能够消化代谢饮食水谷，产生营卫之气；当机体有效血循环不足时又可使消化系统内的水分通过胃肠血循环进入机体大循环，增加有效血容量。

但**心主神**我们一般很难理解，如何区别脑的生理功能呢？心所主之神，一般称之为狭义的神，即精神状态、意志，属于上层建筑。什么是神？自然就知道的、不用学习就知道就叫神。"生之来谓之精，两精相搏谓之神。"人生下来饿了就懂得吃、渴了就懂得喝、不舒服就懂得哭，第一眼见到某人就有的喜欢有的厌恶，这种自然而然、与生俱来、先天、不需要学习的感知与感觉就是神。

**神是先天的感知**——与生俱来的感觉和认知。觉是用六识所收集到的外界信息对身体造成的影响；知是本体的——就算闭上眼睛，我也知道自己站在哪里，而且可以知道自己的状态。对自我的状态就是感知，对客观的状态就是感觉。例如由外界触碰引起的疼痛，这就是一种感觉；身体内部的疼痛，如肠痉挛，就是一种感知，同时也是感觉。

心气虚则忧，阳气的强弱或许可以决定遇到事情心情的好坏。正如你现在正在看书，肯定不准备跟人打架，不需要应激，即你明白此时很安全，学习的过程也是很愉快的；同时学习的过程也是很紧张的，但这种紧张因为收集和加工信息，不是准备和人打架、自我保护，这种"明白"即为神。神和血脉的状态是一致的。血液运行的状态决定了人在做某事的状态，反之，人在做某事时血循环亦会有相应的调节与变化。如果血循环处于下半身痉挛、上半身扩张的状态，就会心烦意乱、焦虑不安。血脉状态决定神明状态，神明状态对血脉同样具有影响。

### 3. 脾

"脾位于腹腔上部，隔膜之下，与胃以膜相连。主运化、统血，输布水谷精微，为气血生化之源。"

**脾主运化**首先就是指消化吸收的机能。脾的消化功能不仅包括消化道，同时也包括西医学里胰腺、肝脏等脏腑的一部分消化功能。脾主思，同时，脾的主运化也包括对于收集到的信息的加工处理及消化的能力。正如西医学上讲的脑肠轴，和老话里说的"你再把这个问题好好消化消化"。思，即为对信息的消化能力。**脾藏意**，意即精神系统对信息的加工、梳理的思维过程，就像我们把身体以外的物质拿过来运化成身体自身的东西一样。正如我的经验如果不通过你的"意"来处理，就变不成你自己的东西，如果我讲的你听懂了，你会意一笑；如果我还没有讲出来的内容你也听懂了，那叫意会。

脾主运化与脾藏意说的是一件事，既包括物质的运化过程，同时也包括对语音信息、其他信息等信息进行加工的过程。脾主运化，不光运化水谷，同时还运化各种信息，把所有的信息通过意化出来。化，意运化的过程是一个缓和的过程。当脾把信息加工后就储存起来，当需要某个信息的时候就调出来。

### 4. 肺

"肺，位居胸中，左右各一，呈分叶状，质疏松。与心同居膈上，上连气管，通窍于鼻，与自然界之大气直接相通。与大肠、皮、毛、鼻等构成肺系统。主气司呼吸，助心行血，通调水道。"

**肺主气司呼吸**是指以解剖为基础的有形的肺的生理作用。皮毛爪甲也可以使少量的氧通过，亦可以看成是一种呼吸。主治节是指一种机能。节是当生命生长到一定程度时的停顿，就像竹节，生长到一定程度有一个停顿。因为有治，就知道升发到何种程度需要停顿。

治节用以平衡肝的机能。肝是向上向外的，肺是向下向内的。若肝的机能为觉醒和应激，肺的机能就是收敛和休眠。肝的机能必须有所节制，没有节制我们从生下来一路就升发完了。我们很多时候感觉不到治节，只能感觉到肝的机能，但晚上感到疲倦困顿、昏昏欲睡，此过程就是治节的过程，是迷走神经和副交感神经在起作用。肺调节呼吸、助心行血、宣发肃降的作用，即是身体里的细胞和器官都在随迷走神经和副交感神经张力的增加而工作。而所以古人画图的时候，就把肝和肺一左一右地画，左升右降，肝主升肺主降。

全世界的医学体系，把身体机能都阐述得很清楚了，西医学讲的是神经和体液调节，中医学讲的是五脏的调节。印度医学讲的是四行，有一个行叫空间，所有的物质和变化都在一定的空间内发生，非意识的空间。说这个人魄力大，能容得下事、容得下人，气场大。肺不光管理身体所占有的空间，还管理精神所占有的空间，精神领域、神所占有的空间。肺主气，主的是两个气，一个是有形的物质机能，一个是无形的精神气场。

### 5. 肾

"肾，位于腰部脊柱两侧，左右各一，右微下，左微上，与膀胱、骨髓、脑、发、耳等构成肾系统。主藏精，主水液，主纳气。"

**肾主水液，亦主生殖**。中医所讲的肾包含下焦脏器的生理功能，如生殖、泌尿系统等。中医所指之肾主要使人困惑的点在于肾主志。志为记忆，就是身体的硬盘存储系统。记忆不光存储到脑细胞里面——脑细胞只是个接受和调动的体系，实际上身体就是一个"硬盘"。身体里有"软件"在驱动，把神经和血管的机能改变后就储存到某处，志就是记忆。人一辈子永远记得要做一件事情，那件事情目的性很强、目标很明确，人们就说这个人有志气。而通过补肾气的治法可以治疗涉及生殖、泌尿系统乃至神经系统的病变，亦是中医的经典治法。

经方扶阳法对于三焦的理解与认识基于解剖学。我们在介绍六经的结构观时，讲到宏观上的半表半里包括筋膜系统和淋巴系统。筋膜系统连接着全身的浅筋膜、深筋膜、胸膜、腹膜及肌腱等，将人体全身的肌肉、骨骼和脏腑包裹起来并产生相互作用，使体内及体外产生的力能够得到有效的传递。同时，肌筋膜是为细胞提供营养、维持细胞活动空间，并帮助细胞传递信息的重要介质。由全身筋膜系统构成的三大空腔部位就是中医讲的三焦。

经方扶阳法认为由膜系统包裹形成的三个主要的相对封闭的空腔即为三焦，膈肌以上的胸腔及以上为上焦；膈肌以下到盆腔以上即为中焦——腹膜包绕形成的腔并将消化系统的器官都联系到一起；盆腔及以下就为下焦。肾脏的位置相对消化系统虽然并不靠下，但是却在腹膜之外，故仍然归属于下焦。

上中下三个筋膜构成的腔的紧张程度决定着处于三个腔内的器官的血液循环和新陈代谢，故在同一个筋膜构成的腔内的器官在治法上具有相似性，这是把人体划归三焦的意义所在。广义上，膈肌以上皆为上焦，盆腔及以下皆为下焦。这是因为，在血液循环上，三焦分别能反映人体上中下三部分的血供状态，调整三部分血流的变化往往会影响到本部分其他器官，在操作上具有相似性，故划归一类。

三焦的正常运转需要彼此协作，在生理上相互依赖，病理上相互影响，以经方扶阳法治疗抑郁症为例加以说明。

西医学治疗抑郁症的药物主要是干预大脑内的神经递质，而经方扶阳法认为，大脑局部的病变、血流的变化及代谢的紊乱，实际上是全身机能不协调的局部表现，故在治法上要增强机能，改善大脑的血流，修复受损的脑组织，调节脑部的代谢，而在具体的操作上，往往要通过调整全身机能，才能使脑部局部的血循环和代谢趋于正常，受损的脑组织得到修复。

比如在应激状态时，交感神经兴奋，胃肠道功能被抑制，血管痉挛，血流流向外周，以便做出战斗或逃跑的准备。正常的机体，应激事件过后，副交感神经兴奋，警报解除，身体可以放松。但如果机体的调节机能不足，在应激事件后，不能从紧张的状态中恢复过来，以至于长期的紧张消耗大量的能量，最终会造成身心功能低下的局面。那么可以增强脾阳，通过调节中焦的血循环，使血流回流到消化系统的部分增多，改善消化机能，使交感神经过度兴奋的状态失去物质基础，从而拮抗交感神经的兴奋，解除血管痉挛，来达到缓解紧张焦虑的作用。

再如，人体在长时间应激状态时，会首先保证自身的安全，包括身体安全和心理安全状态，会做出一系列的调节反应，而这些调节反应需要血流的重新分布才能实现。此时，相对于繁殖下一代的生殖机能，机体会削弱生殖系统的血供以提供给机体其他组织、器官以达到对应激做出反应，久而久之，会造成生殖系统的功能低下，亦会连累中焦消化吸收功能受到影响。由于长时间的紧张焦虑造成的生殖机能或者消化机能低下的状态，经方体系将这种状态归属于虚劳病。那么在治疗上，就要调整血流的重新分布，方法之一就是温脾肾之阳，增加包括消化系统与生殖系统在内的中下焦的血流，可以直接调节中下焦血管的痉挛状态，如经方用大建中汤、天雄散等方剂。对于下焦而言，也可以通过增强生殖机能来倒逼血流分配到下焦的比例，如用诸补肝肾之类的药物，也可以二者同用，如经方金匮肾气丸。

简而言之，应激状态导致机体血流的重新分布，长时间的应激会消耗大量的能量，导致身心功能低下，造成抑郁状态甚至抑郁症，那么经方扶阳法就是通过再次调节人体的血流分布，具体是调节三焦的血流比例，使造成应激状态的物质基础不复存在，减少能量的进一步消耗，逐渐缓解焦虑紧张，逐渐使储备能量增多，进而恢复身心的正常功能，改善抑郁患者的心境障碍，恢复其思考力与行动力。这是部位的三焦观这一观念在经方扶阳法治疗抑郁症的过程中的应用大概。

抑郁症属于典型的在虚弱状态下三焦能量分配不平衡的状态。不仅仅是抑郁症，相当一部分复杂的疾病都需要通过调节三焦从而实现治疗目的。部位的三焦观体现了中医的整体观念，临床上可以根据四诊判断上中下三焦阳气分布状态及有何种病变格局或者病理代谢产物停留，根据经方灵活的组方原则处方治之。

# 六淫浅说（上）——风与寒

据《左传·昭公·昭公元年》记载，晋侯求医于秦。秦伯使医和视之，医和不仅毫不客气地给出了"疾不可为也，是谓：近女室，疾如蛊。非鬼非食，惑以丧志。良臣将死，天命不佑"的论断，还提出"天有六气，降生五味，发为五色，征为五声，淫生六疾。六气曰阴、阳、风、雨、晦、明也"的"六气致病说"。从远古时期的"鬼神致病观"到商周医和的"六气致病说"，开启了中医病因理论由蒙昧到理性、由宗教迷信到朴素唯物主义的先河。道家提出"道法自然"的"天人合一"观，强调万物是自然造化的结果，人应顺应自然，人与天、地之间应和谐统一。《黄帝内经》在继承诸子关于"天人合一"认识的基础上，形成了较为系统的气候致病理论，散在不同的篇章论述。直到宋·陈无择首次将使人致病的六气统称为六淫，六淫自此成为中医学病因理论的专门术语。

六淫是指自然界风、寒、暑、湿、燥、火六种气候特点，是六种病邪的统称，是中医学最常见的外感病因。

## 一、聆听风的声音

风是由太阳热辐射引起的空气流动的自然现象。由于人是恒温动物，在体表感受风的刺激时，本能地使皮下毛细血管收缩，腺体关闭，致使散热减少从而保暖。中医学上将凡是引起血管痉挛及腺体闭塞的疾病皆称之风。唐宋以后，特别是金元时期，许多医家以"内风"立论，可谓中风病因学说上的一大转折。但究其原理，无论所谓外风、内风，在病理表现上皆在于血管系统及腺体的病变，本质上并无区别。《伤寒论》以"伤寒"命名有其深刻的原理所在。在经方体系中，以外感病为例，正常条件下，病始于太阳，太阳病大体上有伤寒、中风二分类。正常情况下，感染之后，机体做出应答，首先要升高体温，杀灭病原微生物，即增加产热，减少散热。其中，减少散热方面，也就是使体表血管痉挛，汗腺关闭，成为一个标准的麻黄汤证。然而平素腠理疏松的人，筋膜收缩的能力弱，不能协同肌肉等收缩致使汗腺完全关闭，即形成桂枝汤证，而桂枝汤证亦被命名为太阳中风证，麻黄汤证汗腺关闭彻底，血管痉挛到位，称之为太阳伤寒证。对机体而言，涉及血管及腺体的病变不胜枚举，故中医学以风命名的疾病很多，以至于《黄帝内经》多次提及"风为百病之长"的理论，由此可见一斑。至于唐·孙思邈在《备急千金要方》中拿出"治诸风方"篇着重笔墨论述诸风致病之方药，并给出续命汤诸方，并因为其良好的疗效，一直沿用至今，堪称千古名方。风之为病，涉及之广，如小儿肺风、急惊风，头风，肠风，风湿，风热，风痹，痛风乃至于脑血管病的中风，病种繁多，但涉及的基本病理变化皆在于血管及腺体系统之病变，故中医学执简驭繁，统归于风之门类之下。

对于感染性疾病而言，致病微生物的种类繁多，细菌、病毒、立克次体等，西医治疗往往要找到明确的病原体以采取针对性的治疗，但是面对全新的病原体，病因治疗往往是滞后的。如2019年末的新型冠状病毒感染的暴发，病因治疗有赖于有效的抗病毒药，但是无论是筛选老药，还是研发新型抗病毒药，往往都需要一定时间，在对症支持治疗及必要时采用激素冲击疗法等治疗下，等待机体产生抗体自愈而达到治疗目的。而对于中医而言，依据机体对于病原微生物感染所做出的应答模式，我们在病原微生物及抗病毒药物被明确确定之前，就可以进行有效干预，即依据《伤寒论》六经辨证体系辨证论治。而对于烈性传染病，针对病因治疗也是极其重要的一个方面，这一点在麻黄升麻汤中应用升麻，升麻鳖甲汤中应用雄黄可见一斑，以至于我们依据现代药理学及中医理论，筛选特定的抗病原微生物中药，在六经法度下应用，也是可以的。对于内伤杂病，凡涉及血管及腺体病理改变的疾病，如脑血管病、糖尿病、高血压病、冠心病乃至于抑郁症，皆可在辨证论治的体系下进行"祛风"治疗，这是中医学基于机体对疾病应答模式的基础上进行的针对性治疗。

## 二、感受寒的刺激

风、寒往往相提并论，寒乃大血管的痉挛。因感受寒冷引起者，为外寒；不由感受寒冷而血管痉挛者，称之为内寒。由于有效血循环的减少，细胞功能往往会下降，称之为虚证。虚与寒亦往往并存，故虚寒证往往代表了机体功能的低下。由于第一次卫生革命，传染性疾病大幅度减少，目前主要的疾病谱转而以慢性病为主，而慢性病往往以功能低下为主要矛盾，故扶助阳气，振奋功能，在此基础上的治疗在当今时代大有用武之地。经方散寒，以保胃气为先，从基础组合炙甘草、生姜、大枣到乌梅丸中五虎温阳之组合，可为一路升级。从温上中下三焦之阳的桂枝、干姜、附子到虚证的分治，不可谓不周全。调节三焦能量分布及代谢，祛除不同病理代谢产物，是经方扶阳法治疗内伤杂病的重要手段。

# 六淫浅说（下）——暑湿燥火一并谈

感受暑热之邪，耗气伤津，以发热、口渴、疲乏、汗出、尿黄为主要症候，若要细分，暑淫证包括暑伤津气证、暑湿袭表证、暑闭气机证、暑闭心包证、暑热动风证等。

暑，在《伤寒论》另有别称，中暑即暍病。太阳中热者，暍是也，其人汗出恶寒，身热而渴也，即机体在高温环境下症状的描述，由于血管的扩张，轻症出现头痛、头晕、口渴、多汗等症状，如大量出汗，可出现四肢湿冷、面色苍白、血压下降、脉搏增快等表现，严重者发生电解质紊乱，甚至出现热痉挛、热衰竭和热射病等重症中暑的表现，治以白虎加桂枝汤加减。而在高温高湿的环境下，空气中的水分已接近饱和，机体蒸发水的能力减弱，导致散热障碍而发生中暑。我国南方夏日高温的条件下空气湿度大，容易导致此类中暑，故暑、湿亦常并称，尤以南方为多见。由于高温高湿容易导致中暑，亦可发展为热痉挛，故仲景将痉湿暍一并论述。

湿，外感湿气，或者体内水液运化失常形成湿浊，阻遏气机或清阳，以出现身体困重、肢体酸痛、腹胀腹泻为主要症状。外湿如淋雨、居处潮湿或冒受雾露感知，此时腠理及皮肤腺体、皮下毛细血管床发生一些相应的变化，以防止湿气的侵入。湿邪可合并其他邪气入侵，如合风侵入即风湿，如合寒侵入即寒湿，如合热侵入即湿热，即采用祛风散湿、散寒除湿、清热利湿等治法。湿邪致病，亦可由肺脾肾阳虚，水液不能正常输布而化为湿邪引起。湿邪致病与太阴病关系密切，经方扶阳法认为太阴证本质上气化不足，表现为细胞机能的低下，病理产物增加。人体的代谢产物需要水溶或者脂溶，当机体气化机能不足，水溶性或者脂溶性代谢产物增多，堆积在组织间液或者淋巴系统中时，即表现为湿气，或机体全身或局部水液代谢失调，组织细胞含水量过剩，造成细胞或组织间隙水肿，渗出增加，亦为湿气，依据其浓度不同，可有水气、水饮、痰浊等之分别。在水液代谢失调的条件下，机能有兴奋或抑制之别，或者代谢产物刺激机体的机能增强或者减低，即为湿热或寒湿。人体大部分由水组成，调节水液代谢障碍是经方常常涉及的方面。

燥，指外界气候干燥，耗伤阴液，以皮肤、口鼻、咽喉等干燥为主要表现的证候。燥邪分热燥和凉燥，热燥一方面发热，另一方面体表循环开放，体液丢失，黏膜腺体的分泌功能下降。而凉燥则是由体表循环收缩，同时黏膜腺体的分泌障碍引起。秋天，气温者容易发生温燥，深秋气凉者容易发生凉燥，亦可出现和表证类似的表现，出现风温或表寒的相似证。同风寒类似，燥也可分外燥和内燥，在治疗上，除了采用滋阴润燥的常规治法，恢复机体腺体的分泌功能亦是治燥的重要手段，腺体机能障碍往往需要干预包绕腺体的毛细血管床，解除血管的痉挛需要用到温热药。另外，固护胃气，恢复气血生化之源，使阴液营血生化充沛，充分发挥濡养之功能，亦是治燥的重要手段。

火，外淫主要指外感火热之邪而发病，内伤主要指饮食不当、情志过极等原因发病。常见阳热内盛，以发热、口渴、面红、便秘、尿黄等为主要表现。火、热、温邪性质相同，缓急有别，温为热之渐，火为热之极。火热炽盛，气血沸涌，耗气伤津，生风动血，易致肿疡，用药即当益阴破阳。外感火热证与病原微生物或条件致病微生物感染密切相关，其中蕴含不少危重症候，病理上往往表现代谢旺盛、强烈的炎症反应。经方对火热证的治疗往往根据辨证采用阳明类方对治，如白虎承气类方、栀子类方、芩连类方等。但需注意，单纯的火热证极其耗能，往往不能长期存在，在治疗过程中谨防败坏胃气，使病不治。

六淫致病的核心理论是将人体放在整个大自然中来考察病因、病机并进行辨证施治。外感六淫在很大程度上指异常的自然气候，其中的有些因素有利于病原微生物的生存或生长繁殖，细菌、病毒等病原微生物也是在一定气象条件下更容易侵入人体，所以六淫致病的理论又和条件致病微生物感染密切相关。但是无论是何种微生物感染，机体的应答模式是有限的，六经辨证体系对于感染性疾病的治疗正是基于此种考量，从而达到化繁为简的治疗目的。

# 经方扶阳法眼中的病理产物

经方扶阳法认为"阳虚致郁"是机体偏离健康状态的根本原因。所谓阳虚，意指机体功能的低下或以功能低下为主要矛盾的功能紊乱。阳虚可能会出现湿气、水气、水饮、痰饮、痰浊、痰核、瘀血、积食等病理代谢产物的滞留，或者出现气滞、郁热、津亏、血虚等病理改变，而这些病理代谢产物停留或病理改变的存在，又会进一步阻滞阳道、耗伤阳气，二者互为因果。此处要注意的是：阳明病出现的汗大出、口大渴、脉洪大、身大热等病理变化，只能暂时存在，不能长时间持续存在，持续的高热会导致消化液分泌减少、胃肠蠕动能力减弱、食糜停滞腐败、发酵过程剧增、肠道菌群比例失调且致病菌大量繁殖，毒素吸收，出现"循衣摸床""谵语直视"等症状。阳明证中，伴随着阳气的迅速且大量的消耗，故若阳明病不愈，则转为三阴病。

以局部的瘀热为例，局部有红肿热痛、渗出和增生。因为局部的炎症引起的疾病也会表现在六经上。那么在治疗疾病时一方面我们了解到有局部的病变，另一方面我们了解到全身也有反应。当全身的反应呈现出六经的问题时，未必去干涉局部的病变。以一位急性扁桃体发炎的患者为例，如脉象是浮紧微数，舌质淡、无汗、恶寒，则可以葛根汤为主方加减化裁，若脉象以滑数为主，则不舍清热之品。

经方扶阳法认为，身体对局部病原微生物感染引起的病灶——炎性反应的调节，即机体做出的自愈调节反应，表现在血管循环调节上可认为它是太阳病或少阴证，可绕此问题进行调节，局部症状就会在全身症状解决的情况下得以好转。

现就诸病理代谢产物与病理改变加以说明。

**郁热**：与诸病理代谢产物刺激机体产生的应激与炎症反应相关。

**热毒**：如果病理代谢产物产生的毒素使身体产生毒性反应，可用性苦的药物来解毒。我们可以理解成中和毒素，就可能使体内的环境不利于微生物的生存，间接达到消炎的作用。

**湿气**：细胞的代谢产物没有被及时清理出去而停留下来，根据溶质不同，所有代谢产物可分为两类，即水溶性的物质和脂溶性的物质。代谢产物溶解后堆积在体内，堆积得较少是湿气，过多就是水气、水饮。当溶剂多、溶质少时就叫水气，当溶剂相对更多、溶质少时就叫水饮。可以联想水在自然界中的不同状态，以此类比。

**寒湿与湿热**：如果湿气刺激机体，引起机能增强或者亢进叫湿热；不伴有机能的增强或者亢进，则称为寒湿。

**痰饮**：由机体分泌的黏性物质与水组成，黏性物质来源于人体未能彻底分解的大分子物质。

**痰浊**：痰饮中水分因某种原因减少时成为痰浊。

**痰核**：痰浊停留的时间长，被纤维组织包裹叫痰核。

**瘀血**：瘀血证本质主要与高凝状态导致的血流动力学、血液流变学与微循环的紊乱有关，既可以是有形的微小血栓，亦可以是微循环的炎症或血流速率、浓度的改变。

**积食**：消化系统功能低下所造成的食物消化吸收不充分所遗留下的食物残渣。

**气滞**：空腔器官蠕动异常或运动障碍叫气滞。

**津亏**：津液由于各种原因引起的腺体分泌不足或消耗过多，导致津液耗伤亏少，进而导致内则脏腑，外而皮毛、孔窍失其濡润滋养，从而产生一系列干燥失润的病理状态。

**血虚**：由于脾胃生化无源或消耗过度，导致血液亏虚，脏腑、经络、形体失养的病理改变，可包括血细胞、血浆白蛋白的减少等。

在这里需要注意的是，在张仲景的处方法度里，如清养肺胃用到的麦门冬汤，用人参、甘草、粳米、大枣来固护胃气，不用纯阴药之组合以防滋腻伤脾，寒凉败胃。在滋阴养血第一方的炙甘草汤中，仍然用桂枝、生姜配伍炙甘草辛甘化阳，一方面以温通脉道，另一方面以温暖脾阳，以资生化之源，仲景之扶阳思想从此可见一斑。须知，纯属火旺伤阴则易治，若见虚火上冲，病人多喜热饮，冷物不受者，不可妄滋其阴，见阴脉并在者，此是阴盛阳衰之证，法当扶阳抑阴，绝不可滋阴降火，败胃气而有变证之祸。至于由于微循环痉挛、腺体分泌障碍所导致的津亏，机体造血机能低下导致的血虚则属机能减退之病理变化，法当扶阳以振奋机能、恢复自身之功能，不可滥用滋阴养血等阴柔之品，以防脾胃败坏，变证蜂出，不可不识。

据此，经方扶阳法把治疗瘀热、瘀血、水气、水湿、痰湿、痰饮、痰浊、水饮的方子和药对提取出来，有时是作为整体的方子处方，有时把它当成一种专门针对病理产物的小模块在临床使用时和六经主方合起来联用，疗效很好。经方的使用，尤其重视脉象，对脉的把握更细更深入，使用的经方就能够更准确。

由经方扶阳法的疾病观决定其治疗原则，即扶助阳气，同时纠正相应的病理变化或祛除诸病理代谢产物，以恢复机体的正常功能。扶助阳气要分六经之别，纠正相应的病理变化或祛除诸病理代谢产物有不同之辨，其依据者，尤重脉象之指南意义。在这个指导原则下，精析仲景的处方法度与组方技巧，就构成了经方扶阳法蔚为大观的治疗手段。经方扶阳法也正是根据这一根本原则来辨证论治抑郁症，非由诸秘方验方也。把握抑郁症的发生、发展规律，用辨证的眼光来论治抑郁症，才能得到最符合临床实际的秘验之方。

已出土的汉简证明，早在西汉年间，西北地区即出现了伤寒病及相关方药记载。汉代西北边塞多有伤寒病的原因，多与气候因素、自然灾害、战争影响、特殊地理环境等因素相关。两汉是中国历史上快速发展的一个时期，同时也是疾疫的高发时期，东汉甚于西汉。东汉后期，我国进入了一个长时段的寒冷期，寒灾频发，加之东汉末年长期混战，也增加了爆发疾疫的概率。

东汉末年，中原地区爆发了规模较大的伤寒病，致病率和致死率高。张仲景曾记载："余宗族素多，向余二百，建安纪元以来，犹未十稔，其死亡者，三分有二，伤寒十居其七。"在我国医学史上，医和早在春秋时期即提出"六淫致病"说，驳斥鬼神致病说。西汉初，仓公受师于阳庆，治病多验，《史记·扁鹊仓公列传》记仓公病案二十五则。西北地区的汉简医学记录多以务实见文。可见早在两汉时期，从事医学活动的先贤已为摆脱巫医不分的局面做出了尝试与努力。但方士医学作为汉代主流医学形态，在两汉盛行400余年，其并未从历史舞台中退却，从仲景序言"卒然遭邪风之气，婴非常之疾，患及祸至，而方震栗，降志屈节，钦望巫祝，告穷归天，束手受败"的惋叹中可见一斑。加之，秦汉时期守丧规定繁琐，丧期太长，居丧名目繁多，宗族聚集，且居丧之人，按规制需要节衣缩食，导致居丧之人生理、精神健康状况堪忧，无不加剧了疫情的传播。

东汉末年气候极端恶劣，据《后汉书》卷一百零五《五行志·大寒》三记载："灵帝光和六年冬，大寒，北海、东莱、琅琊井中冰厚尺余……献帝初平四年六月，寒风如冬时。"自东汉始，北半球进入寒冷期以来，直到唐代气温才得以回升。东汉末年独特的气温条件即《伤寒杂病论》产生的气候背景。据史书统计，东汉平均约 5.74 年爆发一次疾疫，涉及主要疫疾有伤寒（外感热病）、疟疾、黄疸病、霍乱、瘴、肠澼（痢疾）及动物疾疫等。

汉以前临床医方著作及方剂在《汉书·艺文志》中被整理归纳为经方十一家，为仲景勤求古训，博采众方，撰《伤寒杂病论》奠定了基础。

伤寒是古代外感热病的统称。《小品方》云："云伤寒是雅士之辞，云天行温疫是田舍间号耳。"那么仲景在古代并没有确定是何种病原微生物感染的条件下，是如何治疗伤寒的？或者说经方是怎样散寒的？

我们知道，自然界存在种类繁多的病原微生物，在亿万年漫长的历史长河中和人类共同进化，在进化过程中，机体产生了特定的应答模式应对病原微生物的感染，而《伤寒论》的治疗正是基于此。

本篇以介绍太阳病为主。

机体在某种条件下（如受凉、劳累、淋雨等）感染病原微生物时，从病原微生物的角度来说，外源性致热源，激活体内吞噬细胞合成、释放内源性致热源，作用于下丘脑体温调节中枢，使体温调定点上移，皮肤血管收缩，散热减少，骨骼肌寒战，产热增加，导致发热。而站在机体的角度上来说，发热是人体进化获得的一种对抗病原微生物感染入侵的有益的保护性机制，发热时体温升高，相对较高的体温会抑制病原微生物的生物活性和繁殖，而人体的免疫系统反应性则显著增强，有助于清除病原微生物。

但体表皮肤血管收缩时，皮下筋膜痉挛，加之散热减少，体温升高，即会产生头项强痛而恶寒的太阳伤寒证，即麻黄汤证，但桡动脉呈现充血性的痉挛时，即脉浮，是麻黄汤证的典型脉象。但若是平素脾虚，腠理疏松之人，皮下毛细血管痉挛的同时，体表汗腺不能及时关闭，即形成太阳中风证，即桂枝汤证。此时由于脾虚气血生化不足，加之体温升高，循环加快，体表充血但不能形成类似麻黄汤证的充血性痉挛的程度，故脉象呈浮弱证。

麻黄解表，宣肺平喘，兴奋汗腺，扩张支气管；桂枝通心阳而解肌，解除血管痉挛；杏仁止咳平喘；炙甘草甘以矫味，亦有拟皮质激素之作用可以抗炎。麻黄汤四味药可以对抗所谓太阳伤寒证时机体的病理变化，使机体免疫系统最大限度地发挥作用，不因血管痉挛而降低免疫作用。而桂枝汤证则代表另外一番局面，平素脾虚，气血生化不足，则当以炙甘草、生姜、大枣补中气，以桂枝、白芍解除血管痉挛、缓解身体疼痛，即以恢复胃气为中心，通过解除血管痉挛以达到散寒的目的。以炙甘草、生姜、大枣为基础的组合配伍在经方体系中随手可见，在此基础上进行升级以补充胃气、固护中焦的组合亦屡见不鲜，这里面蕴含着经方体系一个重要的原则，即扶阳气、保胃气。

可以说，扶阳气、保胃气是经方散寒的基础，这一点贯穿六经辨证始终。

如在太阳伤寒表闭的条件下，机体炎症反应加剧，出现发热恶寒，身疼痛，不汗出而烦躁之表现，即大青龙汤证，也即配伍石膏之法，仍以炙甘草生姜大枣固护胃气，增强机体抗病能力，防止寒凉伤胃。如若是汗出而喘，无大热者，即麻杏石甘汤证，以麻杏平喘，以石膏退热也。而临床上，表闭内热，无汗恶热，仍可以考虑此方治之。如若湿热现，舌苔黄腻者，可与麻杏苡甘汤，而水气停，舌苔水滑者，又见麻黄证，亦可与麻黄加术汤治之。外寒内饮，咳唾冷沫者，可在麻桂芍的基础上，加姜辛味夏以温肺化饮。若是表现为项背僵痛，则可与葛根汤解之，在桂枝汤基础上加麻黄葛根以散背部血管之痉挛。而此类麻黄类方加减法并非是麻黄剂独有，而是可以在六经中辨证选用。太阳病，麻黄汤证和桂枝汤证代表的是两大子证型，其加减法为其他五经共用，其他五经加减法，也为太阳病共用。

# 经方是怎样散寒的（下）

散寒之治不仅仅是治疗太阳病而已，往往涉及一系列病理变化与转归，下篇以介绍除太阳病外的五经治法为主。

## 一、阳明病

伤寒三日，阳明脉大，感染导致机体的炎症反应达到了一个高峰，血液高动力循环，体表循环开放，开始汗出、高热、脉大之表现，同时体液的丢失导致口渴，急与白虎汤清肃之。同时，仲景注意到，高热汗出必然是胃中津液亏虚，胃气败退，则时机允许，必然加人参以避免机能透支。若津液大亏，肠中干燥，肠内容物腐败毒素吸收，则神昏谵语，成承气汤证，必下之为快。故阳明病表现为感染性疾病极期，在这一阶段的治疗，虽然治以寒凉药物为主，但是仍然要中病即止，防止败胃，否则病必不治，一旦病情出现转机，应当机立断，佐以固护胃气之法。阳明承气所代表的是下法一类，然下法不止可祛热邪，亦可祛寒积、痰浊、瘀血类，但必以恢复胃气作为下法的基础，才能实现腐秽当去的治疗目。

## 二、少阳病

平素体质弱，伤寒后，头痛发热，若脉弦细者，则属少阳。少阳证时，机体已不能使体表血管充盈，在这种气血虚弱的状态下，不可以麻桂之法汗之。有发病直中少阳者，如上，亦有由太阳转入者，如本太阳病不解，转入少阳者，胁下硬满，干呕不能食，往来寒热之条文。少阳病阶段，毒素感染刺激到了胸部浆膜腔与消化系统，出现了相应的症状，治以小柴胡汤。"血弱气尽"是对小柴胡汤证时机体一般状况的描述，"腠理开，邪气因入，与正气相搏，结于胁下，正邪分争，往来寒热，休作有时，默默不欲饮食"则是对少阳病病机与症状的概括。那么治疗此类疾病的主方小柴胡汤，以人参加炙甘草、生姜、大枣固护中焦，为柴胡、黄芩、半夏发挥治疗作用提供了正气作为基础，可以说，炙甘草、生姜、大枣加人参是柴胡剂散寒的基础。这一点也提示，在治疗累及膜系统的疾病时，要以固护胃气为基础进行治疗。若在柴胡证基础上，外证不解，肢节烦疼，则加桂枝、白芍以解外，成柴胡桂枝汤。服柴胡汤已，渴者属阳明，以法治之。柴胡汤扶正祛邪，必然激发正气，或可成阳明之证，口渴者为据。若柴胡证或因汗下失治，或因正气虚颓而反复不愈，导致病进，胸胁满，微结，小便不利，渴而不呕，但头汗出，往来寒热心烦者，则柴胡桂枝干姜汤主之，用桂枝散结气，以干姜温中，中气不足乃病进之机，以瓜蒌牡蛎散除痞硬心烦，生津止渴，引热下行。在小柴胡汤证的基础上，如热进，则在形成白虎汤证前会出现小柴胡加石膏汤证，如转实证，则腹满心下痛，与大柴胡汤。少阳为正邪交争之枢，实热则转阳明，虚寒则转太阴，故已病防变，固护胃气已。

综上，无论是行解表还是和解之法，皆须以胃气为本，胃气足则病易退，胃气虚则病进，在固护胃气的基础上解除阳气的运行障碍是三阳病散寒的基本治法。

### 三、太阴病

太阴之为病，腹满而吐，食不下，自利益甚，时腹自痛。太阴病以消化道功能紊乱为症候群，主之以理中汤。邪气入里，当以温里为先，理中汤以党参补其虚，以干姜温其寒，以白术祛其湿，合炙甘草而成方。若见外证，可与桂枝成桂枝人参汤，无论解表者、和解者，皆以胃气为先，故理中汤可与太阳、少阳方同用，细致审证而用之也。如若由里虚寒凝引起之积滞，则行温中泻下之法，如温脾汤法，然以太阴虚寒为本，阳明燥实为标也。太阴气滞，则以橘枳姜汤治之。太阴寒甚，则以大建中汤治之。太阴虚证，则又以诸建中汤治之也。太阴是人体的能量来源，是治疗无论外感、内伤病的基础，有胃气则生，无胃气则死，岂能轻哉？

### 四、少阴病

少阴之为病，脉微细，但欲寐也。少阴病以循环功能衰退、精神萎靡为见症，可见于感染性疾病的末期，功能衰竭者。少阴病，始得之，反发热，脉沉者，麻黄附子细辛汤主之。少阴证循环机能衰退，虽发热，脉必沉，必以附子细辛为基础方，可加麻黄解表散寒，否则，寒必不散。无论是身体痛、手足寒、骨节痛、脉沉者，以寒湿为主的附子汤证，抑或是风湿相搏、骨节疼烦、掣痛不得屈伸的甘草附子汤证，皆以附子起少阴之衰也。以上所举，皆伴湿证，至于少阴寒证，则主方四逆汤也。四逆汤是振奋阳气的基础方，无论是在外感病还是内伤病中，此方起阳气之式微，可回阳救逆，亦可与祛湿、活血、化痰、行气、清热等诸法并行，以扶助阳气，从而为诸般治法提供动力支持。若阳虚水饮停之，则阴邪为患，烦躁不止，则与茯苓四逆汤。若治阳虚阴痿者，补药则慎用，必以阳道通常，自然长养为务，不然则补药滋碍脾胃，亦使邪热内郁，妄发失精，病必不治也，天雄散治之。

### 五、厥阴病

厥阴病，凡厥者，阴阳气不相顺接，便为厥。厥者，手足逆冷是也。无论是当归四逆汤散脉微、手足逆冷之血分之寒，还是吴茱萸汤温气分之寒，抑或是乌梅丸集辛温之大成、散厥逆之寒，皆须在太阴调集热量，或引在血分，或引在半表半里，此原则六经同一，前文已有叙述，不再累述。乌梅丸与麻黄升麻汤并在此篇，一则因蛔虫运动刺激之故，机体筋膜骤然紧缩，寒象顿现，二则以感染严重，寒热错杂，严重感染与机能衰退并存之故，二者皆寒热并用之法也。以上乃仲景治伤寒一般之法，六经治法相互为助，组方灵活多变，不可泥之。又有特殊感染者，仲景置于"百合狐惑阴阳毒篇"论述，不在伤寒列，但法度不离六经。

仲景不言怪力乱神，在方士医学盛行的时代，以务实的态度、缜密的思维，跳出时代牢笼，勤求古训，博采众方，为后世留下了传世巨著，福泽百代后世，堪称圣也。原书虽为治疗传染性疾病而设，但其法度，乃为治疗无论外感、内伤之总则，百世不逾。

# 经方扶阳六经分类法概述

经方扶阳法认为，人体的基本机构单元是由循环系统、细胞、细胞间基质－纤维系统构成的。这一基本结构单元是构成机体各个组织、器官的基本单位，无论何系统之病种，归根到底皆可反映在这一基本结构单元的病理改变上。在病变性质上，这一基本机构单元的三个组成单位在不同的疾病中会呈现出亢奋与抑制的病理改变，即六经病。具体来说，循环系统、细胞、细胞间基质－纤维系统功能的亢奋与抑制分别为太阳病与少阴病、阳明病与太阴病、少阳病与厥阴病。

六经病包含病性与病位两个要素，病性即寒热虚实，病位即表、里与半表半里。无论何种疾病，在病性与病位上皆可在六经辨证体系下进行详细分类。而六经者，分则为六，合则为一，复杂的疾病往往涉及不同病位及不同病性的病理改变，即合病。在临床上，通过四诊详细审查合病之机，往往成为打开治疗疑难杂症之门的金钥匙。

经方扶阳法将病理代谢产物视作模块单元，可出现在六经病症中，非独某经之单存，亦非仅独立存在也。举例来说，气滞、水气、湿气、痰饮、悬饮、郁热、瘀血、痰核、积食等病变可存于六经病证之中，这一点，拓宽了辨证的视野，增强了组方的灵活度，为治疗疑难杂症奠定了基础。

六经皆有寒热虚实，皆可与诸经合病，不同种类的病理代谢产物亦可存于六经之中，试以六经皆有表证这一问题浅做说明。

在标准状况下，一个人的外感疾病是从太阳病开始的，随着病情的演化和发展，以及不同的治疗，而出现了六经的传变。六经的变化，从太阳开始出现，相继出现少阳、阳明、太阴、少阴、厥阴的情况，这是一种常态。在常态的情况下，发病是沿着由太阳入厥阴这样的规律一步一步地演化。通常，治疗表证不离解表药，具体来说，不外麻桂解表法、柴胡和解法等，但仍然有一部分表证的解决超出此范围，此种情况，通常为诸经合病或兼夹不同种类的病理代谢产物，不分合病，不祛除素有病理代谢产物，则虽为表证亦难解也。以麻黄解表法为例，太阳风水之越婢汤、太阳风湿之麻黄加术汤、太阳湿热之麻杏苡甘汤、太阳瘀热之麻黄连翘赤小豆汤、外寒内饮之小青龙汤、表寒里热之大青龙汤等是临床常用的麻黄剂解表法。以上麻黄剂之加减法实为六经加减法，非仅麻黄汤可用，桂枝剂加减时有是证亦可用之，六经病均可用之。在合病上，太阳与阳明合病有麻杏石甘汤、葛根芩连汤等，太阳与少阳合病有黄芩汤、柴胡加桂枝汤等，少阳与阳明合病有柴胡加芒硝汤，大柴胡汤等。在以阴证为本、阳证为表时，太阳病方可与三阴方同用，如桂枝人参汤、麻黄附子细辛汤、桂枝加附子汤等方剂，厥阴病在治疗表证时往往被忽略，然在治疗表证时，平素为厥阴体质，现其症状或厥阴沉弦微弱之脉象者，则厥阴方可合解表法同用。解表之法，除阳明病外，皆在以三阴为根，以振奋阳气、固护胃气为本，或引阳气外达太阳，或引阳气布散少阳，以成解表或和解之目的，阳明病则需要降低阳气之亢，但不使寒凉败胃，中病即止，谨防传入三阴也。诸病理代谢产物模块均可在六经中辨证应用，三阴病皆可与三阳病合病，纵临床有多样之表证，不出六经之范围，不外另有气血痰火湿实之阻滞，审细明辨，法趋完备。

然经方扶阳法认为六经辨证虽以治外感为名，实则根据其蕴含的内在原理，则外感内伤皆可治之。

疾病多种多样，经方扶阳法将视角落在循环系统、细胞、细胞间基质－纤维系统这一基本结构单元上，抓住疾病病位与病性的本质，采取有指征、有目的、有方向的治疗，在临床上获得了较好的疗效。当患者整体脉象趋于一致时，往往证型较单一，当整体脉象三部有别，往往证型复合。现将脉证的形式加之概述：

浮脉类，脉浮紧如麻黄汤太阳伤寒证，脉浮缓如桂枝汤中风表虚证，脉浮缓夹紧为麻黄各半汤证，脉浮大桂枝加龙骨牡蛎汤证，脉浮大偏弱用黄芪桂枝五物汤是桂枝兼气虚证，脉浮紧滑大为青龙汤表寒里热证，脉浮紧而空为乌头汤气虚寒凝表闭证，浮弱而偏细则酸枣仁汤虚热证。

滑脉类，洪滑而数为白虎汤气分热盛证，滑而黏腻舌上白苔是为橘枳姜汤气滞痰凝证，浮滑而濡舌苔水滑者，是为五苓散阳虚水气证，脉沉滑乃真武汤阳虚水泛证。

数脉类，脉浮细而数为黄连阿胶汤少阴热化证。

缓脉类，缓而无力偏沉系理中汤中焦虚寒证，而另见关尺尤沉者，大建中汤阴寒内盛证是也。脉虚者，多为建中汤类中焦虚寒证。

沉脉类，脉阴阳俱沉者，为四逆汤少阴寒化证；脉沉迟无力者，肾气丸少阴虚寒者是也。

弦脉类，弦滑者，柴胡剂少阳证。脉左右不平衡，厥阴证类也，其中，偏沉弦者，为吴茱萸汤厥阴寒化证；偏涩而往来不流利者，系温经汤冲任虚寒、瘀血阻滞证；脉细欲绝为当归四逆汤脉血虚寒厥证；脉偏弱而兼水气则为当归芍药散血虚湿阻证。

然左右手脉有三部之别，左手心肝肾，右手肺脾命门，其脉有大、浮、数、动、滑、沉、涩、弱、弦、微之别，为五脏寒热虚实、气血盛衰、气机升降、六郁阻滞之征候。脉整体为阴，局部现阳者，多以三阴虚寒为本，三阳阳郁或六郁为标。六经脉法与五脏脉法皆为我中医千年实践之有验者，临床尤宜合参为良，名为合参者，实为一统也。

六经各有表里寒热虚实，分则为繁，简则为一，审视脉证，恰中病机。治三阳病者，不舍三阴之本，治三阴病者，细求三阳之机，阴阳合病者，当分孰重孰轻。别六经扶阳气之正，审六郁祛邪气之留，邪去正存，病退人安。病虽百千，不外六经，故述经方扶阳六经分类法如是。

# 经方治病原理

《黄帝阴符经》曰："天地，万物之盗。万物，人之盗。人，万物之盗。"地球上的生命自诞生以来，就主要依靠太阳内部连续不断的核聚变反应所提供的热辐射能而生存。地球上的风能、水能、海洋温差能和生物质能等能量皆来源于太阳。太阳之能量氤氲万物，人类从自然界中获取自身生存发展所需要的能量。薛定谔在《生命是什么》中提道：人活着就是在对抗熵增定律，生命以负熵为生。他说生命体通过与环境无时无刻不在发生物质、能量、信息的交换，来吸取"负熵"来避免自身的熵增涨，从而保持有序的结构和功能。

宇宙万物，所有的物体都是从高能量到低能量传递的过程，也是一个分崩离析、冷寂的过程，这个过程是不可逆的，只能不断地往一个方向分散。所有的生物都在不断地获得能量，为了维护完整的个体，建立神经网络，发展免疫系统，衍生出各种欲望与疼痛，为了保护自身不受侵蚀，促进生命体生存与繁殖，保持机体代谢，不断持续分化，直至老死。

经方扶阳学派将这种生命的能量称为阳气，即生命力，疾病即生命体内部结构和功能的无序化。无论是治疗外感发热还是治疗内伤杂病，经方扶阳法都是立足在恢复机体能量代谢的基本面上，即扶阳气，助气化，而太阴脾土是人体摄取运化能量之本，故经方扶阳法尤其注重保胃气，这一点贯穿六经辨治始终。在治疗上不断地调整能量代谢，使不足的补充上来，祛除引起能量过度消耗的因素，从而恢复机体的自愈之机。

阳气，即人体的能量，可以用于产热维持体温，用于生命活动化学反应的供能、机械运动等，即保证个体的生存。并且维持生物学意义上的生命的繁殖，即繁衍。而且，人类社会的生产、活动、社交等需要人类有共同的精神、意志、情绪、情感之间的表达和交流，这也是耗能的过程，亦需要阳气作为支撑，所以我们认为身体及心理上的疾患（如焦虑、抑郁等）都可以从调节能量代谢入手，这一点在临床上得到了反复的验证。

我们知道，食物被分解成小分子物质之后，可以在小肠中吸收，还有一部分经过大肠的肠道菌群处理，也可以产生一些营养物质，从而被吸收。其中主要储能物质即脂肪、糖类、氨基酸在肝脏内进行代谢，进一步相互转化，被运到全身，这些物质在人体的生命活动中发生氧化反应，即产生能量。而能量不仅支持八大系统生理功能的正常运转，而且也是机体战胜疾病的必要保障。当机体整体能量不足的时候，我们免疫系统的功能也会受到削减，发生免疫力低下的情况，容易染病。抑或是发生风湿免疫性疾病，当我们将目光从激素和免疫抑制剂转移，考虑通过经方恢复自身正常的激素分泌水平及逐步恢复正常免疫功能时，我们的治疗手段就会更加丰富。在相当多的类风湿关节炎患者身上我们看到，采用扶助阳气之法为本，辨证联合应用补肝肾、活血化瘀、清利郁热、祛风除湿、软坚散结等方法，可以显著减少抗炎药的用量。

所以无论是治疗外感病、内伤病还是情志病，扶助阳气，即调节能量代谢是经方治疗疾病的重要原理之一。

保胃气是开启机体抗病及自愈机能的源头，经方以炙甘草、生姜、大枣为底方，化裁出枝繁叶茂的经方体系。炙甘草、生姜、大枣是适用于最初级的细胞功能低下状态，是改善胃肠功能的基本组合，也是强壮机体的基本配伍。此三药合用，补充营养物质的同时，能轻度振奋全身细胞机能。对于三阳病，通过生姜挥发油刺激的作用配伍炙甘草、大枣对胃肠黏膜的保护作用，可令能量散发趋势表现为由里向半表半里直至表部，故太阳病中风表虚证在此基础上加桂枝、白芍以改善动静脉循环以起到治疗中风表虚证的目的，少阳证在此基础上加党参以固护太阴，加柴胡等以和解少阳。对于三阴病，太阴病主方用理中汤以温中补虚，少阴病主方用四逆汤以回阳救逆，乃至厥阴病主方乌梅丸用人参、干姜、川椒等，都是在炙甘草、生姜、大枣的基础上化裁，功用层层递进以温化陈寒故冷，恢复阳气，振奋机能。对于阳明病，采取降低能量代谢以防止透支的办法，如白虎汤、竹叶石膏汤等。包括经方扶阳法用麦门冬汤降肺气以补肾气，用天雄散温潜之法及用风引汤降低晚期肿瘤的能量消耗，都是降低过度能量消耗的办法，亦是保存阳气、留住生命力的办法。

对于完整的六经辨证体系来讲，固护胃气之法起于炙甘草、生姜、大枣，但不限于此。如理中汤，若寸脉沉弱，加桂枝，成桂枝人参汤，通心阳以暖脾阳；若尺脉沉弱，加附子，补元阳以暖中焦；右手关脉至尺脉皆沉弱者，虚寒也，乃以大建中汤温之；左手关脉沉弦者，吴茱萸汤暖肝阳以疏脾土，祛久寒，斯寒证如是也。若虚证，乃以诸建中汤为方，大小建中汤、黄芪建中汤、当归建中汤乃至后世资生汤等。中焦气滞者，又有橘枳姜汤、半夏厚朴生姜甘草人参汤主之。寒热错杂者，又有泻心汤诸方及黄连黄芩干姜甘草人参汤以治之。湿浊重者，可用平胃散行气化湿，化生湿热者，可清热化湿、芳香化湿，寒化者，乃以术附汤温化寒湿。火不生土乃至脾胃虚寒者，乃补火生土，暖肾阳以温脾土，尺脉沉弱者见证。乃至用风药改善循环从而改善消化吸收功能，抑或用血药（莪术、鸡血藤等）活血来改善肠管血循环，促进消化吸收机能恢复。或者消化道中津液不足，用桂枝加天花粉汤作底方来生津液等办法，皆是为恢复气血生化之机，开启抗病及自愈机能。诸多方法，不一而足，太阴乃能量运化之源，故经方扶阳法在任何疾病的治疗中，包括外感、内伤及情志病，都注重太阴运化功能的恢复，此乃愈病之先机。

如上，经方调整能量代谢有增强与降低两条途径，适时而用。而调整能量分布，是经方治病的又一原理。解表者，先强胃气，以桂枝法增强表部能量之供应以解表散邪，从桂枝汤法我们得知，解表的本质，即为胃气转化成营气再到体表转化为卫气的过程。温里者，以增强里部之能量代谢以促进气血之生化。三焦之病，各有阳气不足之证，包括上中下三焦之阳，如桂枝、人参扶上焦之阳，干姜、川椒、砂仁扶中焦之阳，天雄、附子、硫黄扶下焦之阳。如遇阴虚者，可滋阴以配阳，如生脉散、白虎加人参汤、肾气丸等。

病位不仅可从表里辨，必要时需从三焦辨。亦可以说，调整机体能量分布是调整能量代谢之法的延伸。

经方治病的第三条重要原理，即祛除影响调整能量代谢的病邪因素，其可归纳为六郁，气、血、痰、火、湿、食之六郁是中医的病理表现，可因阳气不足而产生，形成后亦可造成阳气运行的障碍，细致再分如热毒、热邪、湿热、湿邪、水气、水饮、痰浊、痰饮、痰核，以及瘀血、积食、气滞等的变化，都会影响机体的阳气运行。如果阳气绝对不足，邪气不被彰显出来，即称之为阴证；如果阳气充足，邪气表现比较突出，即称之为阳证。介于两者之间的，即为虚实夹杂，寒热错杂之证。并且经方扶阳法认为，"病理代谢产物"范畴内的局部的郁热、局部的水气、局部的水饮、局部的水湿、局部的痰饮、局部的痰浊、局部的瘀血等是分别作为一个模块式的存在，可合六经之方合用，这样就开阔了组方的思路，增加了辨证的细致程度。比如"桃核承气汤""祛瘀血汤"这类的方剂，就像一个模块，可以根据临床上遇到的实际情况，镶嵌到治疗六经病的主方当中去的。又如全身广泛的发热，一般使用知母、石膏来解决。局部的热，在经方体系里用黄连、黄芩、黄柏和大黄及其组合来使用，这些药主要针对局部的热，也就是局部的炎症。祛除影响调整能量代谢的病邪因素，有助于恢复机体的能量代谢，降低不必要的能量损耗。

调整机体能量代谢及分布，祛除影响调整能量代谢的病邪因素，是经方治病的主要原理。我们从能量代谢的角度切入来理解经方治病原理，是一概括的方法，旨在理解阳气对于恢复机体的抗病能力及自愈机能的重要性，也可理解历代医家评价"经方能治大病、治难病"的原因所在。

# 经方扶阳之脉动生机

经方扶阳法治疗疾病尤其重视恢复机体的自愈能力，通过调整新陈代谢、协调不平衡的代谢水平，并通过祛除影响二者的病理因素来达到治疗目的，这也是经方扶阳法治疗疾病的根本原则。代谢障碍、不均或有病理因素影响正常代谢时，会表现出症状或者体征，对于经方而言，通过对症状与体征的辨别，寻找更深层次的病机，即辨证，是把握疾病的关键。证反映的是机体对疾病的反应状态，世上病有千般，但是机体对于疾病的反应状态却是有限的。经方从中抽象出六经辨证体系以执简驭繁，证同样体现出疾病与机体的关系，是体现中医整体观念和辨证论治特色的着眼点，而病通过症状与体征等表现出来，即中医所讲的症，症是证的外在表现形式。而对于理解病、症、证之间的关系，脉诊往往可以起到一锤定音的关键作用，是准确辨证的指南针。

摸脉，辨的是阳气的状态，其料度生机之盛衰，察三焦表里，知病邪所舍，为见病知源之枢机。经方扶阳法脉法由六经脉法兼夹病邪及统摄五脏脉法构成，辨病位病性、辨脏腑功能、辨病邪之所属合而为一而析辨之。

六经脉法，太阳病，脉浮，浮紧者，属表闭，治以麻黄剂；浮缓者，表虚，治以桂枝剂。浮缓而微弦者，虚中受寒也，可以麻桂各半汤法消息之。有久寒者如痹证，脉浮紧而沉取无力，可以乌头汤化裁治之。类似浮脉者，又有虚劳证，乃阳气不固之外越，不可以解表法对治之，当以"虚劳病篇"之治法应对之。浮大而弱者，黄芪桂枝五物汤法化裁之。芤脉类浮，桂枝甘草龙骨牡蛎汤治之。浮细者，阴不敛阳，滋阴配阳以敛之。至于危重病人亡阳之证，脉象浮散无根者，必以收敛元气为主之治法一试之。浮滑而濡者又见舌苔水滑者，为水气象，当虑五苓散辈。又有肿瘤患者，脉象浮滑，痰浊内生，属邪气之盛，未必外感也，然虽属邪盛之脉，祛邪之中勿忘保存胃气，否则胃气绝则不治。少阴病者，脉沉而微细，其中细数者，可消息以黄连阿胶汤；脉阴阳俱沉者，以四逆汤扶其阳；沉弱者，以肾气丸补其虚。然久病阳虚又获外感，则太阳病类方可根据脉象，与三阴病方同用也，此则不单为外感而设，乃视六经为一经，如以疏风解表之法治不能愈之之皮肤病，必有里证，则太阳病类方亦可以与三阴方或祛除内在邪气之方同用之，以温中托邪以外达，治表证者，非独治太阳也，当知六经皆有表证。

阳明病，三部脉洪大滑数者，白虎汤之属。然滑脉者，亦可主痰浊，若舌上白苔厚腻者，橘枳姜汤、平胃散等可消息之。右关独滑聚者，承气汤之辈，可辅以腹诊为佐。若右脉见寸尺阴脉而关脉独滑聚，则以温脾汤辈温中泻下以祛寒积。太阴病脉缓，右关尤沉者，脾阳不足，治以理中汤加减，又可根据寸尺阳气盛衰而用桂枝人参汤、附子理中汤。右关弱者，可以资生汤以养其脾胃。

少阳与厥阴病之脉，左右脉象颇不平衡，以弦为主，而浮沉有别也。左脉弦滑，柴胡类方之属；弦紧者，加附子细辛类则无不可。左脉阴脉，厥阴诸方治之；沉弦者，吴茱萸汤；沉弦细弱者，乌梅丸加减之；沉弦细涩者，温经汤抵挡之；而脉微细欲绝者，则属当归四逆汤。

以上为六经总体整体脉象之大概，脉亦有三部之别，寸关尺也，三部九候可知五脏之变，亦可识病邪之患，故将二者一并述之。诊脉之时，可记录左右手六部脉之脉象，以供综合分析病情使用，以下则介绍经方扶阳法三部九候五脏脉法。

经方扶阳法三部九候五脏脉法以左寸部脉以候心，左寸脉沉，为心阳弱，以桂枝甘草汤为底方主之。若左寸部脉浮虚而散，或脉象浮空，与桂枝加龙骨牡蛎汤以收敛心阳。心阳是全身元阳的组成部分，扶助全身阳气亦可以达到充心阳的效果，如郑钦安设立补坎益离丹，用附子、桂心、蛤粉、炙甘草、生姜扶助全身之阳而心阳自充。若左寸部脉以弱为主，主心气虚，可与柏子仁、酸枣仁、五味子等滋养之味养心安神。左寸部脉若现细弱象，为心血耗伤之象，可以与人参、酸枣仁、地黄、当归、桂圆肉之类养血，但滋补之品多碍胃，或以运化之药配伍之以用。左寸部脉亦有细数、滑数之辨。细数者，心血不足，虚热内生，可滋阴养血清虚热，如用酸枣仁汤法；或是滑数，多是心经之热邪势彰，则黄连阿胶汤亦可商榷；又如用凉药来撤退热邪，如用栀子豉汤，用连翘、牡丹皮等清心经之热邪。如遇左寸脉滑而尺脉沉，可与交泰丸交通心肾。如感左寸部脉弦，是肝邪干心，属于疏肝解郁法的范畴。

左关部脉以候肝气，有寒热虚实之辨。左关部脉弦，可以与柴胡、郁金等疏肝之品，若胁肋疼痛，可与少量川楝子疏肝理气止痛。而滑脉，则可以与黄芩、薄荷等清肝热之味。脉象弦而滑，可以与柴胡、黄芩这一组合，若左关部脉滑数，多表现为久有郁怒而不得发泄，可以给黄芩汤清肝热而疏肝气。左关部脉滑聚，可以与四逆散柔肝解郁。若左关部脉细弱，可以与养肝血之品，如熟地黄、当归、酸枣仁、枸杞之类，然阴柔之品，当以运化脾阳为助。

右寸脉浮滑，外感病中主热、主痰，内伤病则多现肺气不降之象，可与麦门冬汤肃降肺气。若是右寸浮滑、关部脉亦滑，可与竹叶石膏汤，以减少能量消耗之用。右寸脉弱，可与黄芪类方补益肺脾之气。弱又寸脉细数而上冲，兼现左关部脉之细数或滑脉，可与百合地黄汤，清肺凉肝。

右关部脉弱而上冲者，患者多有呃逆反胃之症，可与旋覆代赭汤暖脾而降胃气，如是由于肝脉弦而引起的胃气不降，可辨是否可以从肝论治。右关部脉沉或者沉弦，可与理中汤散脾胃之寒。而右关部至尺部脉皆为沉脉者，可与大建中汤，暖脾下气，大建中气。右关部脉细，可以与山药、黄精、玉竹等填脾精之药。若是右脉整体浮弱或呈现出大脉或者极虚脉，为虚劳之证，可与小建中汤温中补虚，和里缓急。右关部脉滑实有力，可与承气类方。右关部脉呈现出沉紧脉，多是寒积之证，可与温脾汤温下寒积；若是右脉弦紧而滑，可与大黄附子细辛汤温阳散寒，泻下积滞，使阳气通畅。右脉弦滑为有饮邪，可与茯苓类方。右关脉浮滑而关下弦紧，胃脘痞闷者，可用泻心汤类方加减，在关下弦紧的情况下，用理中汤或者大建中汤暖脾胃作为底方配伍加减，才能达到取长效。

左右尺部脉同候肾气，尺部脉沉，可与附子、肉桂类温肾，尺部脉浮，可以龙骨、牡蛎，甚则龟甲、鳖甲收敛扶阳。尺部脉细，可与地黄、菟丝子、肉苁蓉等补肾阴填肾精。若尺部脉滑，辨为下焦湿热者，治以封髓丹。若尺脉弱，容易疲乏者，亦可适量用补肾之品，如巴戟天、淫羊藿，但补肾之法不可过用，否则患者虚不受补，可造成虚火上冲之证，可生烦躁甚至性欲亢进之变。

六经脉法与脏腑脉法是一体两面的关系，六经脉法反映宏观整体状态，脏腑脉法提示细致信息，治病时需要综合分析。如遇一咳嗽患者，左脉弦涩，右寸脉浮滑而濡，舌苔水滑，则处与柴胡剂、祛瘀血汤、茯苓杏仁甘草汤合方化裁治之，以柴胡剂解少阳之郁，以祛瘀血汤化涩脉之瘀，以茯苓杏仁甘草汤祛胸中之水，而患者药后而愈。在此案中，脉象的应用尤其体现"五脏六腑皆令人咳"的观念。经方扶阳法在治病的过程中，尤其重视脉诊的指南作用，脉动处显生机，脉诊是辨证的桥梁，是体察表里、三焦、五脏阳气运行状态的工具，是经方扶阳法辨证证据链之可靠依据与关键一环。

经方扶阳法

各论篇

太阳病篇

# 经方扶阳法类方要义之桂枝类方

《伤寒论》以六经辨证体系立论，六经辨证体系以六经处方为代表，六经处方可根据其主要作用靶标归纳为六大类方，在类方中，其作用机理相近，作用病位相似，但病性不同。归纳类方，是对经方配伍规律与加减法则的再次整理，有助于学者以比较整体的视角认识经方组方原则与处方规律。

经方有六经病类方，即太阳病类方，阳明病类方，少阳病类方，太阴病类方，少阴病类方，厥阴病类方。在太阳病类方中，分为太阳中风桂枝类方与太阳伤寒麻黄类方，阳明病类方中分为阳明经证白虎类方与阳明腑证承气类方，少阳病类方以柴胡类方为主，太阴病类方以理中汤、建中汤类方为主，少阴病类方分为少阴寒化类方与少阴热化类方，厥阴病类方则以乌梅丸、吴茱萸汤类方为主。

《伤寒论》共 397 法，113 方，应用的药物 82 种。其中全书方中应用桂枝者达 41 张方，占三分之一，为张仲景在选药上的第一要药。桂枝汤被后世称为"群方之祖"，桂枝汤法反映出仲景对治疗疾病的基本原则的把握，这一原则对经方体系是一以贯之的，即扶阳气、保胃气、存津液，治疗疾病以固护中焦脾胃为先，从太阴调集能量调度至所需病位。桂枝 – 芍药这一组合是桂枝法的重要组合方式，桂枝法依据桂芍比例不同可分为桂芍等量（在桂芍等量时，根据炙甘草、生姜、大枣的不同组合也可进一步划分）、桂枝用量大于芍药、桂枝用量少于芍药、桂枝不配伍芍药以及桂枝与其他方子合用几大类别，这是从配伍角度及用量上而言。

要了解以桂枝类方所代表的桂枝法，则先要了解桂枝汤对治的太阳中风，

《伤寒论》所指太阳中风是指以风寒为诱因导致的表部循环功能障碍，需要通过解表法祛邪。解表法的本质，是扶助正气，使体表循环和腺体分泌恢复正常的治法。桂枝扩张血管，增强散热，从而发挥退热作用。所以虽然桂枝汤在《伤寒论》中以论治外感病的形式出现，但是根据其温通心阳的作用原理，凡心脏、大血管、毛细血管等循环系统痉挛及皮下组织、上皮及其附属腺体功能以衰退障碍为主的任何病种，无论外感、内伤，均有桂枝法可以发挥作用的空间。

桂枝汤中，生姜、甘草、大枣正是经方体系中固护胃气的最基础组合，其在补充营养物质的同时，能轻度振奋全身细胞机能，同时通过生姜辛温发散的作用，可令能量散发趋势表现为由里向半表半里直至表部。从中焦得到能量后，桂枝有强心作用，通过桂枝从心脏向外周改善血管壁之痉挛，芍药松弛平滑肌，解除静脉系统之痉挛，增加回心血容量，二者合用可改善循环，使血管、汗腺调节功能恢复。桂枝辛温，有扩张血管的作用，体表血管扩张，在汗腺尚未闭塞的情况下，即可散发热量达到退热的目的。桂枝汤从中焦调集能量，使心脏而至各级动脉最终到毛细血管的痉挛解除，芍药松弛平滑肌，减少平滑肌对静脉系统的压迫而增加静脉血流量及静脉向心回流，这一循环构成了阳气运行的基本途径，人体的各组织器官也是由动静脉供应血流的，所以桂枝法治疗范围非常广泛，经方以桂枝法加减化裁处方最多。凡应对循环及相应腺体上出现的障碍点，根据病位病性的不同构成了桂枝法丰富的组成部分。

根据中焦能量不足的程度，可将桂枝汤中炙甘草、生姜、大枣这一组合"升级"，如加人参，这一组合见于小柴胡汤、吴茱萸汤、旋覆代赭汤、炙甘草汤等需要通过恢复脾胃阳气以达到治疗目的的处方。实际上保护胃气这一原则是贯穿经方体系始终的，至于桂枝人参汤、附子理中汤、大建中汤，甚至四逆汤、吴茱萸汤等都可以视作炙甘草、生姜、大枣这一组合"升级"版本，以脉象为依据，根据脾胃阳气的充盈程度而调整升级方案。

桂枝汤是调整循环系统及附属腺体功能衰退的基本处方，脉象以浮弱为主，桂枝与芍药等量配伍多用于温通血脉，解除循环系统之痉挛。若阳虚较盛，可加附子以加强桂枝温通心阳之作用，从而加强对心脉温通之作用，解除循环系统之痉挛，即桂枝加附子汤；若痹证日久，则可用乌头桂枝汤。背部大动脉、椎基底动脉痉挛，表现出项背僵痛的时候，可加葛根，但若身体强，几几然，脉反沉迟，此为痉病，则又以瓜蒌桂枝汤治之，此处沉迟主津亏血少，以天花粉生津液以充之。气不足者，弱脉明显，加黄芪。脉浮属精神亢奋所致者，阳气外越也，可加龙骨牡蛎以降低大脑皮层亢奋性之反应，当然，如果这种亢奋性反应是由病邪引起的，则要同时在保护胃气的基础上施以祛邪之法，如化痰、祛瘀、清热等。

桂枝与芍药等量配伍，炙甘草、生姜、大枣不全的处方，经方亦有之，如桂枝茯苓丸、黄芪桂枝五物汤、温经汤、小青龙汤、土瓜根散、升麻麻黄汤等，有的是由同类药物相代替，有的则是出于对病机的考虑等原因致使炙甘草、生姜、大枣未必全部出现，但是临床应用是灵活的，可根据实际情况加减，乃至升级相同属性的药物，不必拘泥。

桂枝用量大于芍药的处方，如桂枝加桂汤、桂枝芍药知母汤，则分别是为了加强平冲降逆、温通散寒之功而设。而桂枝用量小于芍药的，则见于桂枝加芍药汤、桂枝加芍药大黄汤、小建中汤、黄芪建中汤、当归建中汤、桂枝加芍药生姜各一两人参三两新加汤等方，主要是根据芍药可解除平滑肌痉挛的作用而加强解痉止痛或者引气血入腹的作用而设。

桂枝不配伍芍药的处方，如桂枝去芍药加皂荚汤、桂枝去芍药加麻黄细辛附子汤、桂枝去芍药汤、桂枝去芍药加附子汤、桂枝去芍药加蜀漆牡蛎龙骨救逆汤、竹叶汤、大青龙等，则主要是为了加强处方温通心阳向外宣发力量的专注性以解决特定问题，使处方精简，起效更快。有的则是为了规避芍药的副作用，因为芍药可增强回心血流量，会在某些情况下加重胸闷症状。在更特殊的情况下，不但弃用芍药，甚至连同生姜、大枣一同不用，如桂枝甘草汤、桂枝甘草龙骨牡蛎汤、甘草附子汤、半夏散及汤、竹皮大丸、风引汤、桃核承气汤，至于桂枝生姜枳实汤、枳实薤白桂枝汤、天雄散等，则单用桂枝配伍其他药，此类十分精简的处方比较原始，成方的年代比较早。以上两种情况使处方更加精简，以桂枝甘草汤温通心阳，或配伍不同方药直取病所，使药力的方向性就更加专注。以上不同的配伍方法，或繁或简，以适用不同的情况。

桂枝与其他处方或者药物的合方，多是因为其他处方发挥作用，需要桂枝温通心阳或桂枝汤改善循环这一环节作为基础，如桂枝二麻黄一汤、麻黄桂枝各半汤加桂枝、桂枝白虎汤、柴胡桂枝干姜汤、柴胡桂枝汤、柴胡加龙骨牡蛎汤、桂枝人参汤、桂枝附子汤、厚朴七物汤、黄连汤、桂枝配防己类方等。抑或是像炙甘草汤、肾气丸、乌梅丸、续命汤方、侯氏黑散等之类的处方，则是根据不同的治疗目的，用其他药物代替掉桂芍组合中的芍药，从而发挥类似但是更为合适对证治疗的治疗目的。

除此之外，桂枝与茯苓配伍的苓桂剂，多用于温阳利水，如五苓散、茵陈五苓散、苓桂术甘汤、茯苓甘草汤、茯苓桂枝甘草大枣汤、茯苓桂枝五味子甘草汤、茯苓泽泻汤等，温阳与利水的作用是相互的，是调节人体水液代谢的重要方法之一。

从作用方面而言，桂枝辛甘性温，桂枝法将桂枝温通心阳的作用发挥在不同病变中，上述桂枝类方之作用又可归纳为发挥祛风解肌、温通经脉、化气行水、温通胸阳、温中化饮、平冲降逆、温中补虚、行血散瘀等之功。从配伍及用量与作用机制的角度去认识桂枝类方，可以对桂枝法有较为完善的理解。

桂枝汤中提到的脉象有阳浮而阴弱、脉浮弱、脉浮、脉浮虚者、妇人得平脉、阴脉小弱等，而"桂枝本为解肌，若其人脉浮紧、发热、汗不出者，不可与之也"则提示太阳伤寒表闭证桂枝汤方的禁忌证。桂枝类方的脉象也是各有不同的，一些常见的类型如下。

### 1. 沉迟主津亏血少

《伤寒论》第62条：发汗后，身疼痛，脉沉迟者，桂枝加芍药生姜各一两人参三两新加汤主之。

《金匮要略·痉湿暍病脉证治》：太阳病，其证备，身体强几几然，脉反沉迟，此为痉，瓜蒌桂枝汤主之。

### 2. 沉紧主水

《金匮要略·痰饮咳嗽病脉证并治》：膈间支饮，其人喘满，心下痞坚，面色黧黑，其脉沉紧，得之数十日，医吐下之不愈，木防己汤主之。虚者即愈；实者三日复发，复与不愈者，宜木防己去石膏加茯苓芒硝汤主之。

《伤寒论》第67条：伤寒，若吐、若下后，心下逆满，气上冲胸，起则头眩，脉沉紧，发汗则动经，身为振振摇者，茯苓桂枝白术甘草汤主之。

### 3. 脉细主血少厥逆

《伤寒论》第352条：手足厥寒，脉细欲绝者，当归四逆汤主之。若其人内有久寒者，宜当归四逆加吴茱萸生姜汤。

### 4. 脉浮主水

《金匮要略·肺痿肺痈咳嗽上气病脉证并治》：肺胀，咳而上气，烦躁而喘，脉浮者，心下有水，小青龙加石膏汤主之。

《伤寒论》第39条：伤寒脉浮缓，身不疼但重，乍有轻时，无少阴证者，大青龙汤发之。

《伤寒论》第72条：发汗已，脉浮数、烦渴者，五苓散主之。

《金匮要略·消渴小便不利淋病脉证并治》：脉浮，小便不利，微热消渴者，宜利小便发汗，五苓散主之。

### 5. 脉浮主精神障碍

《金匮要略·中风历节病脉证并治》：防己地黄汤，治病如狂状，妄行，独语不休，无寒热，其脉浮。

### 6. 脉极虚芤迟，芤动微紧主失精梦交

《金匮要略·血痹虚劳病脉证并治》：夫失精家，少腹弦急，阴头寒，目眩，发落，脉极虚芤迟，为清谷，亡血，失精。脉得诸芤动微紧，男子失精，女子梦交，桂枝龙骨牡蛎汤主之。

桂枝类方是经方在类方中的数量之首，以桂枝法为加减的桂枝类方占比超过经方总数的三分之一，其涉及的病机也是多方面的，掌握好桂枝法对于理解类方、理解经方六经辨证体系有登堂入室的作用。

# 经方扶阳法类方要义之麻黄类方（一）

东汉末年，气候巨变，战乱频繁，疫病流行，加之当时医学界对疫情危机的处理能力有限，导致死亡者甚多。仲景族人亦未能幸免，多毙于瘟疫，仲景伤夭横之莫救，乃博采众方，勤求古训，有机整合了前人的思想理论、诊治方法和用药经验，在临床实践中不断探索，完成了《伤寒杂病论》这样的传世著作，其创立的六经辨证论治体系是中医方法论的开端和诊疗思维的发源，其对整个中医临床药物治疗产生了重大影响。

伤寒是东汉时期对一切外感热病的总称，《伤寒论》主要论述外感热病的诊疗方法。经过十几个世纪对疾病规律的探索，而今《伤寒论》在应用上已不再仅为外感而设，而是对临床各科都具有普遍的指导价值，中医学将疾病发生发展规律和特征最终整合在六经辨证论治体系之中。

疫情是触发这部伟大经典被创作的外因，而在两千年后的今天，其方法论与方剂在新的疫情来袭之时，仍以其稳定的疗效为抗疫贡献了不可替代的力量，在卫健委数版《新型冠状病毒感染诊疗方案》中，我们都可以看到经方的广泛应用。此外，清肺排毒汤以其出色的疗效在这场疫情中被人们广泛熟知，其由经方中的数个经典方剂融合而成，即麻杏石甘汤、射干麻黄汤、小柴胡汤、五苓散、橘枳姜汤。之所以说清肺排毒汤是由数个经典方剂组成，是因为此方是一张泛方，具体拆分，其内含麻黄汤、大青龙汤、越婢加半夏汤、苓桂术甘汤、茯苓杏仁甘草汤、二陈汤等方剂。但无论采用何种拆分方法，皆可以看到，麻黄类方在此泛方中应用频率较高。麻黄类方为什么会在此次疫情中被广泛应用？其配伍原则及加减化裁规律如何？这正属于本文对麻黄类方研究的范畴。

麻黄类方是经方一大类方，本文主要就经方扶阳法对麻黄汤的认知进行论述。

"太阳之为病，脉浮，头项强痛而恶寒"是为太阳病提纲，即体现太阳病症候群中最鲜明的症状或体征，有快速识别太阳病的引导作用，同时也是鉴别太阳类证时最需注意的证据。以最常见的病毒感染导致的上呼吸道感染而言，脉浮源于感染后肾上腺激素分泌导致的代谢增快，血流加快导致的脉位上浮，标准情况下，除病毒外，衣原体、支原体、立克次体、螺旋体、细菌及其毒素、真菌、原虫、抗原抗体复合物等外源性致热源通过宿主的细胞产生所谓内源性致热源作用于体温调节中枢，会引起发热，即条文"太阳病，头痛，发热，身疼，腰痛，骨节疼痛，恶风，无汗而喘者，麻黄汤主之"之情况。病原微生物作为一种外源性致热源刺激机体产生内源性致热源，作用于下丘脑体温调节中枢，上调体温调定点，同时触发外周传出神经，从而使外周血管收缩并保证核心体温以抵抗感染，外周血管的收缩导致出现寒冷的感觉与头项强痛，发热刺激物也常常导致肌痛、背痛和腿部的酸痛。同时对于呼吸系统而言，发热时，由于高温，酸性代谢产物堆积，刺激呼吸中枢，引起呼吸加深加快，有利于散热而且可以增加氧气的吸入，但是长期高热会导致呼吸表浅甚至周期性呼吸，素有肺疾病的患者因此可能诱发喘证，又由于肾上腺素的分泌会抑制胃肠功能，平素胃肠功能障碍的人会出现腹胀等症状，即表现为厚朴麻黄汤证，而肺部素有慢性炎症性疾病，如哮喘，也会被诱发，由于痰液的分泌增多，亦会出现喉中水鸡声的射干麻黄汤证。机体为了使中心体温升高，外周血管收缩连带汗腺关闭，有助于减少散热，即无汗。发热有助于提高组织器官代谢，使免疫增强以对抗感染，但是高热却对各组织器官有损害。

麻黄汤中退热的主要组合即麻黄配伍桂枝，汗出热退是麻黄汤治疗后的表现，而不是以汗出为主要目的。桂枝可以扩张血管，使皮肤血流量增加，以使散热增加。麻黄的主要成分为麻黄碱，为拟肾上腺素，可以提高机体代谢水平，使分解加速，耗氧增加，在发热时有明显的发汗作用，同时收缩外周血管。而桂枝可扩张血管系统，使体表血流量增加，在麻桂的作用下，机体代谢进一步增加，免疫力得到短暂的提升。同时，麻桂的主要成分皆有抗部分病原微生物的作用，在增强代谢、提高免疫中消灭感染源，同时使机体表面血管舒张，汗腺开放，缓解机体的不适感。杏仁中的氢氰酸有镇咳作用，甘草中的甘草酸有拟皮质激素的作用，可以抗炎，四味药共同组成太阳伤寒证即麻黄汤证的方药组合。

若病原体毒力甚强，如严重的细菌感染中偶尔不能导致机体发热，或者免疫力低下，机体无法产生自然的免疫应答，亦不会产生发热，或者免疫力相对低下，发热时间则可推后，如"太阳病，或已发热，或未发热，必恶寒，体痛，呕逆，脉阴阳俱紧者，名为伤寒"之条文描述，因机体免疫力低下时不能立即发热。若免疫力极度低下，则可不发热，迅速发为少阴病，即直中少阴。而平素循环系统衰弱，心脏活动能力减弱，血流缓慢，血管紧张度减低即脉微细之体质，如若发生感染性疾病并有外感症状时，可发为麻黄附子甘草汤证；若脉沉而发热者，麻黄细辛附子汤主之，条文"少阴病，始得之，反发热、脉沉者，麻黄细辛附子汤主之"，其中用"反发热"着重强调鉴别诊断。"病有发热恶寒者发于阳也，无热恶寒者发于阴也"则是对上述情况的进一步概括说明，以资鉴别之用。

麻黄汤证，也被称为太阳伤寒表实证，是标准状态下的外感，最常见于平素身体健康之人的上呼吸道病毒感染，其病发生发展过程各个阶段皆有一定的窗口期，如条文"伤寒一日，太阳受之，脉若静者为不传。颇欲吐，若躁烦，脉数急者，为传也"即根据脉象判断疾病发展过程，以此判断机体对疾病的反应状态是否发生了变化，胃肠道功能紊乱加重，感染发展至极期，体温进一步升高，高动力循环导致脉数急则提示疾病将发展为阳明病。若平素患有肺病之人，可以诱发宿疾发作；平素脾虚之人，则胃肠道功能紊乱会因感染进一步加重，若不采取相应措施，则会导致疾病进展；病原微生物传播途径包括经呼吸道、消化道、皮肤等体表黏膜屏障，在某些情况下，尿路感染、胃肠道感染也会表现为太阳证，或者太阳与阳明合病；肾循环血流对儿茶酚胺极敏感，外感导致机体反射性地产生儿茶酚胺入血，导致血管的收缩痉挛会引起肾血流量减少，肾皮质缺血，造成水液代谢障碍造成蓄水证，发生急性肾功能衰竭，则表现为蓄血证；六经皆有表证，虚人外感中，有气虚者，有血虚者，有阴虚者，有阳虚者，有素有太阴病而外感者，素有少阴病、厥阴病而外感者，其治法各异，又有禁用麻黄者数几。上述种种情况，仲景在其著作中既有集中论述，又有散在论述，以此构成蔚为大观的经方体系。本文主要论述麻黄汤证治本质并稍做延伸，将在后续文章中继续介绍经方扶阳法视野下的麻黄类方。

# 经方扶阳法类方要义之麻黄类方（二）

麻黄类方是经方中的一大类方，在临床各科疾病中都有广泛的应用。要深入了解麻黄类方的组方规律，就要深入了解麻黄的药性。了解麻黄的药理作用，对于熟练应用麻黄类方具有重要意义，本文将以融汇中药药理学与现代药理学的方式阐述麻黄的药理作用与应用。

麻黄来源为麻黄植物草麻黄、木贼麻黄及中麻黄干燥草质茎，于秋季采割绿色的草质茎经晒干而成，《神农本草经》言其"主中风、伤寒头痛，温疟。发表出汗，去邪热气，止咳逆上气，除寒热，破癥坚积聚"，大体上描述了中医学眼中的麻黄的基本作用。

现代药理学研究认为麻黄主要成分包含生物碱与挥发油。其中，生物碱主要含有麻黄碱、伪麻黄碱、甲基麻黄碱、去甲基麻黄碱等。麻黄主要成分总体而言，具有发汗、平喘、利尿、解热抗炎、抗病原微生物、镇咳祛痰、松弛气管、收缩血管、中枢兴奋、抗过敏与免疫抑制等药理作用，这些作用和主要成分的药理作用是分不开的。

麻黄碱是一类结构与肾上腺素相类似的生物碱，能直接激动肾上腺素受体，也可通过促使肾上腺素能神经末梢释放去甲肾上腺素而间接激动肾上腺素受体，对 α 和 β 受体均有激动作用。通过对 $\alpha_1$ 受体的作用，诱导增加血管平滑肌收缩、瞳孔扩约肌收缩和肠括约肌收缩，可增加心率及心肌收缩力，并通过 $\beta_1$ 受体释放肾素。而其 $\beta_2$ 效应可产生支气管扩张作用，产生松弛气管、平喘的作用。

麻黄汤又叫返魂汤，其主要成分麻黄碱的拟肾上腺素作用可以用来治疗低血压、休克、心脏骤停，是古人急救的处方，用来支持循环，轻者又如半夏麻黄丸治心悸以取其强心、利水之意。由于其中麻黄碱对 β 受体的激动作用，故麻黄有止咳平喘之作用。经方中的小青龙汤、小青龙加石膏汤、麻杏甘石汤、射干麻黄汤、厚朴麻黄汤、越婢加半夏汤等皆取麻黄止咳平喘之作用，之所以有以上不同的麻黄剂配伍，原因在于适应不同的证型，解决不同的矛盾。

麻黄碱有收缩血管、兴奋中枢神经、增加汗腺及唾液腺分泌的作用。麻黄碱在正常体温下不能诱导人出汗，但处在高温环境时会使汗出增多。麻黄与扩血管药物桂枝组合也有明显的发汗作用，经方中有麻黄的组合，如麻黄汤、葛根汤、麻桂各半汤、桂枝二越婢一汤、桂枝二麻黄一汤、大青龙汤乃至麻黄附子汤等皆取其汗解之意。汗出，一则可以体现病退，二则可以发越水气，调整水液代谢障碍，如中医常用此来除湿、除痹、减肥等。D-伪麻黄碱有明显的利尿作用，也是麻黄调整水液代谢的物质基础之一。

麻黄碱具有拟肾上腺素作用，可以抗过敏，具有免疫抑制作用，所以麻黄剂是可以用来治疗此类疾病的，体现出中医异病同治的道理，治疗泌尿系统疾病如肾病综合征、特发性水肿、紫癜性肾炎等，治疗消化系统疾病如黄疸性肝炎、自身免疫性肝炎等，治疗变态反应性疾病如过敏性紫癜。治疗皮肤病更不待言，如麻黄剂经常用来治疗荨麻疹、湿疹、日光性皮炎等。麻黄剂在治疗免疫性疾病中有很好的作用，用桂枝芍药知母汤治疗类风湿关节炎，用麻黄附子细辛汤治疗干燥综合征等。但是麻黄碱能抑制胃肠功能，在应用麻黄剂治疗疾病时，要酌情考虑加入温阳健脾的药物以减轻其副作用，通过合理的配伍起到增效并减轻副作用的疗效，这也是麻黄类方的研究范畴。

麻黄其他主要成分如麻黄挥发油则具有抑菌和抗病毒作用，并具有祛痰作用；伪麻黄碱具有扩张支气管，选择性收缩鼻黏膜血管，消除鼻咽部黏膜充血、肿胀的作用，其舒张支气管和收缩鼻黏膜血管作用较麻黄碱弱；而甲基麻黄碱具有中枢镇咳作用，但对呼吸中枢无抑制，仅对咳嗽中枢有抑制作用，其松弛气管平滑肌的作用大于麻黄碱，可用于止咳、平喘。

麻黄的其他作用，如由于其中枢兴奋作用可以用来提神，也可以用来治疗白天没精神、晚上睡不着的失眠。麻黄类方阳和汤可以用来治疗肿瘤。麻黄可以兴奋子宫，使子宫收缩，可以用来通经，用麻黄通经的原理和补肝肾法治疗子宫内膜过薄或者用活血化瘀法治疗子宫内膜厚但不脱落的原理是不同的，中医又称之为"提壶揭盖法"。麻黄也可以治疗小儿遗尿，是因为麻黄碱可以增加膀胱括约肌的张力达到治疗遗尿的作用，又因其显著抑制结肠分泌功能，则可以治疗腹泻。

麻黄的主要副作用包括造成心跳加快、血压升高、心悸、烦躁、焦虑、不安、头晕、失眠等，中医称之为肝阳升发过度之症，临床应用麻黄要注意不合理应用麻黄所致拔其肾阳之弊。后世总结《伤寒论》麻黄禁用条文，把它们称为"麻黄九禁"。

在应用麻黄剂时，外感病以脉浮紧为主，而可治疗黄疸性肝炎的麻黄连翘赤小豆汤以浮缓脉为主，这是由于胆红素刺激血管扩张所致。临床应用中，若治疗不同系统的疾病但表现为太阳病脉浮紧时，可考虑应用麻黄剂。如果想应用麻黄的主要作用治疗某些特定疾病，如治疗某些风湿免疫性疾病等，就要仔细斟酌麻黄的禁忌证范围，并最大程度地根据病人的实际情况给予配伍，以增效并减轻副作用。

麻黄的主要成分麻黄碱的拟肾上腺素样作用可影响代谢，使代谢加快，分解加速，耗氧增加，即中医所言：肝阳主一身阳气之升发，麻黄乃升发阳气之第一要药。在某些情况下，为了避免能量的透支，同时发挥麻黄的作用，即需要配伍应用，如麻黄配伍石膏，在发挥麻黄正作用时减轻其透支能量的副作用，如越婢汤法即取此意，脾主运化水湿与水谷，加术则健运脾胃，又可祛湿。麻黄使分解代谢即异化作用增强，身体要有足够的物质基础作用支撑，如不是体质壮实的麻黄汤证人，则需配伍如姜草枣或者地黄这样的组合。就麻黄的配伍而言，有增效和减轻副作用两方面的考量，熟悉麻黄的作用与加减法、适应证与禁忌证是用好麻黄类方的基础。

经方扶阳法应用麻黄尤其重视对胃气是否充沛的考量，扶阳气、保胃气是经方扶阳法治疗疾病的关键，对于应用麻黄剂这样的动阳之剂，尤其注意阳气的状态，时刻防止应用麻黄类方升阳之时耗散胃中阳气，以致气血生化乏源，病久不愈。

# 经方扶阳法类方要义之麻黄类方（三）

　　麻黄汤治疗太阳伤寒表实证的主要原理在于增强机体的能量代谢，开放痉挛的体表循环与关闭的汗腺，同时给予对症治疗，围绕这一主要治疗理念及其方证的内在原理，可以展开对麻黄类方的论述。

　　在太阳伤寒表实证中，如果体表循环痉挛的严重程度更大，若颈、背、腰处大血管痉挛，除了会出现恶风寒外，身痛、腰痛、项背僵硬的症状会尤为突出，则要给予葛根汤。芍药在方中有解痉止痛的作用，葛根加强了桂枝扩血管的作用，《神农本草经》言葛根主诸痹，痹者，血脉痹阻也，葛根在方中进一步发挥解除血管痉挛的作用，与桂芍合用有增效作用，故葛根汤中桂芍用量二两皆少于桂枝汤原方桂芍各三两的用药剂量。在桂枝汤温中增液的基础上，葛根扩张血管，进一步给予麻黄发汗的物质基础，葛根可以升清，将胃肠中气血调送至体表，故葛根汤实在桂枝汤的基础上演变而成。葛根汤对气血分布的影响方式决定其可有止泻之作用，如由外感诱发的胃肠道感染，或肠胃炎发作的时候出现太阳证发热、恶寒、身疼痛、脉浮紧时，可以给予葛根汤。外感诱发阳明病，即太阳与阳明病合病，下利者，葛根汤主之，可见于急性肠炎发作，即用葛根汤扩张大血管，解除肠黏膜水肿的作用。如果是太阳与阳明合病不下利但呕者，则以葛根加半夏汤主之，常见由于感染诱发的急性胃炎，以太阳证合并呕吐为主要症状。

　　发热时，酸性代谢产物积蓄，刺激呼吸中枢，引起各级气管及呼吸肌、辅助呼吸肌痉挛，引起呼吸加深加快，一则有利于散热，二则有利于增加氧气的吸入，但随着时间的延长，则可能导致呼吸性碱中毒。此时，素有肺疾的患者可能会诱发宿疾。"发汗后，不可更行桂枝汤；汗出而喘，无大热者，可与麻黄杏仁甘草石膏汤"这一条文则是对上述情况最轻症时的处理方式。麻黄汤以桂枝强心、扩张体表血管以散发热量，无论是太阳伤寒以麻黄汤发汗，还是太阳中风以桂枝汤发汗，发汗后本应发挥散热作用，但是仍然汗出而喘，即表明此汗出之病因即非太阳中风桂枝汤证，更非太阳表实伤寒麻黄汤证，其原因在于外感诱发肺部组织过度痉挛，运动过度导致的产热增加而出现汗出而喘之症状，本质上并无阳明证的"大热"，如哮喘发作时，患者由于炎症导致肺部组织过度痉挛，活动过度，常常伴随汗出淋漓，发作过后则异常疲惫，如劳力工作过后一般。此证发作，并无大热，无需桂枝解热，不是桂枝加厚朴杏子汤证。麻杏石甘汤用麻黄平喘，石膏清热，降低局部能量代谢，以杏仁平喘，炙甘草则发挥甘草酸的拟皮质激素样作用以抗炎，麻杏石甘汤在现代多用于治疗肺炎。麻杏石甘汤的脉象并非是阳明大热的洪大脉，实无大热也，仅在右脉寸关，即肺脉或脾胃脉局部见滑脉也。

麻黄配石膏是麻黄类方中经典的一对组合。麻黄主要成分生物碱有拟肾上腺素作用，其 $\beta_2$ 受体激动作用可以扩张支气管，起到平喘的作用；石膏清肺，可降低血管通透性，有消炎作用；杏仁止咳平喘；加之炙甘草拟皮质激素的抗炎作用，构成了这样一首经典的止咳平喘方。而其内在的机理亦不止于此，麻黄在发挥发汗、平喘、利尿、中枢兴奋、抗过敏与免疫抑制作用时，往往会使机体能量代谢增加，异化作用增强，产热增加，对于体质比较虚弱的人，则可造成体力透支，出现心悸、烦躁、焦虑、头晕、失眠等副作用，而石膏则可降低能量代谢，抑制神经的应激能力，以减轻麻黄的副作用，而以降低能量代谢为主要目的的石膏类方之代表为竹叶石膏汤，经方扶阳法常用此法以抗过度应激。而麻黄配伍石膏这样的组合则大幅度增加麻黄的使用范围，虽用石膏，但无大热，此点还体现在越婢汤法中。"风水，恶风，一身悉肿，脉浮，不渴，续自汗出，无大热，越婢汤主之"，风水可见于肾病，如肾小球肾炎等，麻黄本身有利尿作用，其中麻黄碱有免疫抑制作用。为了减轻其副作用，则配伍大量石膏，目的有二，一则消炎，二则降低能量代谢避免麻黄的作用，同时与炙甘草、生姜、大枣补充胃气，以调整免疫功能。

越婢汤可以被用作经方抗过敏剂或者免疫抑制剂，不仅仅是用来治肾病，在治疗变态反应性疾病、风湿免疫性疾病中也大有用武之地。而其类方在治疗呼吸系统疾病中的作用更自不待言，如其"咳而上气，此为肺胀，其人喘，目如脱状，脉浮大者，越婢加半夏汤主之"之条文，即在越婢汤的基础上加半夏以化饮降其平喘，饮邪严重，当然还可以参考小青龙汤法加干姜、细辛、五味子。姜辛味夏是经方化内饮的经典组合，其抑制腺体分泌的作用显著，常常用于治疗呼吸系统持续不断的清稀炎性物质的分泌，即中医所讲的饮邪，故可以用来治疗鼻炎、哮喘等疾患。

小青龙汤历来都被认为可用于治疗外寒内饮之证。临床中，慢阻肺、支气管哮喘等呼吸系统慢性疾病容易被寒邪诱发，所谓的外寒内饮并不是绝对的，呼吸道本来就与外界相通，气管痉挛也可以视为外寒的一种，未必出现感冒症状了才算是感受外寒。小青龙汤的用法，特别是在哮喘急性发作的过程中，不必太拘泥于"外寒"，当然，如果是有浮紧弦脉，固然是应用的最好时机。当然，如若是中医认为的由肾气虚而不纳气所引起的喘证，小青龙汤虽配伍精良，亦并非对证，特别是遇到麻黄汤尺中迟者的禁忌证的时候，此时可易麻黄为炙麻黄，配伍肾气丸用之。其中麻黄配伍地黄亦是一对非常经典的组合，地黄可以减轻麻黄的副作用，后世以阳和汤为这对组合的代表方，是中医治疗阴疽的名方，现代可以用来治疗肿瘤。

麻黄剂可以通过配伍在治疗呼吸系统疾病中有广泛的应用，这一点在《金匮要略·肺痿肺痈咳嗽上气病脉证并治》中有更加深入的探讨，我们将在后文中进行讨论。而麻黄剂的应用绝不仅限于呼吸系统疾病，亦将在后文中逐步探讨。

麻黄类方在临床上应用广泛，通过合理的配伍可以增效并减轻副作用，仲景在不同篇章中论述了其应用方法以适应不同的病症，掌握其原理则有触类旁通的作用，可增强处方的原则性和灵活性。

麻黄汤用以治疗典型的太阳病伤寒表实证，由于患者平素体质强弱有别，或有基础疾病，临床上情况会复杂一些。如平素有肺部慢性炎症性疾病的病人患上呼吸道感染时，除了伴有太阳证表现外，可能诱发宿疾加重，如哮喘病人并发上呼吸道感染时，则会诱发喘证发作。此时，在治疗外感病时就要兼顾宿疾。另外一方面，即使治疗太阳病，也要考虑六经的因素，考虑患者平素的体质。平素阳虚之人分辨三阴强弱可加用干姜、附子、川椒、吴茱萸辈，血虚之人参考桂枝新加汤法，阴亏之人予以补阴，气虚勿忘温中扶正以祛邪。平素病痰饮者，则兼以化饮；若积食者，则兼消食；湿浊明显者，可祛湿解表；有瘀者化瘀；有热证兼以清热等，在考虑以上因素的基础上治疗太阳病，则会大大增加临床治疗的有效率。

麻黄类方在治疗呼吸系统疾病方面有广泛的应用，在掌握其应用指征、配伍原则与禁忌证的基础上，既可以治疗新发外感，又可以治疗肺病宿疾，亦可以治疗外感诱发的肺部宿疾。

小青龙汤为治疗外寒内饮的代表方，其中以麻桂芍解外，以姜辛味夏化饮。姜辛味夏是温化饮邪的经典组合，适用于清稀的炎性分泌物不断分泌的病症，如过敏性鼻炎鼻流清水样鼻涕，支气管哮喘不断的清稀样的痰液咳出，细菌性痢疾等。小青龙汤有诸多或然证，多与水液代谢相关。水饮内停，体内水分过多地停留不能被人体利用出现"或渴"，如出现消化道水肿则"或噎"，如出现肠道水肿则可能"或利"，如寒饮邪气造成肾血流量减少则出现"小便不利"等。

如果小青龙汤证出现烦躁、口干症状，则与大青龙汤证相类似，加石膏。体质较弱者用小青龙汤亦可酌情加石膏，特别是在出现右关脉滑象的基础上。临床中，小青龙汤不仅可以加石膏，实则可以合六经加减法同用，如胸中水气甚者，可与苓桂剂或茯苓杏仁甘草汤合用；脾虚，右关脉沉弱者，可与理中、建中诸方合用；右寸脉浮紧，可与升降散加减以增强散寒之力，同时增强抗炎、抗过敏作用。尺脉沉迟者，尤需固纳肾气。阴阳气血虚时，酌情补之，气血痰火湿食滞者，酌情泻之，合理配伍可增效与减轻副作用。

咳而上气，喉中水鸡声，射干麻黄汤主之。本方配伍考虑的因素较多，气道痉挛、水肿，炎性物质分泌阻塞气道，空气冲击痰液则喘鸣，此时痰液较小青龙汤证之痰液相对黏稠，与射干散痰热、抗气管炎症，麻黄、细辛解除气道痉挛，紫菀、款冬花皆性温之品，可祛痰平喘，以半夏、五味子、生姜化饮，配以大枣防伤阴。如果痰液黏稠不易咳出，辨证为痰热重者，右寸脉浮滑，舌苔黄，可加瓜蒌、贝母类，可根据脉象辅以理中、建中类方来通过增强胃肠道功能从而由大便排出痰热。辨证为肾虚痰泛者，尺脉沉迟不足，则可加熟地黄、当归类以稀释痰液，唯需要健脾，防止滋腻碍胃。射干麻黄汤证常见于支气管哮喘或慢性阻塞性肺疾病等呼吸系统疾病中，西医学常以支气管扩张剂、糖皮质激素对症治疗，有雾化吸入与口服等不同剂型，起效迅速，临床上可以合用，以增加治疗效率，临床上也有见用西药控制症状不甚明显的患者，有时单用射干、紫菀、全蝎即有效。此类疾病的治疗首先可选用中西医药结合的办法以立即控制症状，然后用经方调整体质，调整能量代谢，扶固中焦下元阳气，以达到慢慢减少西药用量，最后可用峻补先天之品缓用以改善体质，以期起到较好的长期疗效。

咳而脉浮者，厚朴麻黄汤主之；脉沉者，泽漆汤主之。厚朴麻黄汤和小青龙加石膏汤都应用了姜辛味夏加石膏这样的组合温化痰饮，防止化热。不同的是，小青龙用桂芍加强解外的作用，厚朴麻黄汤用厚朴消胀满、下冲逆而定喘嗽。喘证发作时，上焦包括呼吸肌、辅助呼吸肌、膈肌等组织、器官处于紧张活动的状态，极大消耗了人体的能量，机体在调节的过程中首先会调用下焦的能量供应，进一步则会限制中焦能量供应，从而造成脾虚腹胀等症，日久则会导致脾肾两虚之证。用厚朴温中宽肠下气，会减少腹部对膈肌的压力，间接使胸腔体积增大，缓解咳喘气促症状。如若是肺心病肺动脉高压，则可以考虑加改善肺动脉高压的药物，如防己，或合用木防己汤。麻黄能抑制胃肠功能，所以胃中寒者慎用麻黄，或通过配伍温阳健脾药尽量减轻麻黄对抑制胃肠功能的副作用。久咳伤肾者，尺脉沉弱迟见证，亦见于合并久治不愈之过敏性鼻炎，可配伍补肾气之法，如补骨脂、骨碎补类，可温肾阳，化卫气。脉沉者，泽漆汤主之，泽漆汤可以用来治疗肺癌。

咳而上气，此为肺胀，其人喘，目如脱状，脉浮大者，越婢加半夏汤主之。越婢汤原治风水水肿之剂，取麻黄发汗利水之功用，配石膏避免麻黄透支身体能量，伍姜草枣防止胃寒，最大限度发挥其正作用。本方可以用于风湿免疫性疾病的治疗中，因麻黄生物碱不仅有免疫抑制作用，还有止咳平喘作用，故通过配伍，亦可以用于呼吸系统疾病的治疗。越婢加半夏汤即体现此法，可以用于治疗肺气肿急性发作，其中半夏治寒痰及形寒饮冷伤肺而咳，越婢加半夏汤中用石膏既可以避免麻黄过度激发阳气，又可以清泻肺热。胃中寒者，要慎用麻黄升阳，所以姜草枣在临床应用中可以根据实际情况演变为温中健脾力量更强的组合，如附子理中汤、大建中汤等，若内有久寒者，可加吴茱萸生姜辈。

半夏辛温，多用于治疗湿痰、寒痰，若痰热咳嗽者，可与麻黄配伍贝母之法。半夏与贝母一温一寒，一燥一润，贝母辛泄苦降，治肺热咳嗽多痰。《小品方·治咳嗽上气诸气》篇多用麻黄配伍贝母治疗咳嗽。咳嗽一症，有以寒证见，有以热证见，有以久寒化热者见，又有以诸脏气不平者见，谨守麻黄禁忌证、适应证，通过合理配伍，麻黄剂是治疗咳嗽的一把利剑。

本文主要论述麻黄治疗呼吸系统疾病的应用，麻黄配桂芍解外，配厚朴杏仁可止咳、配石膏可增效减轻副作用，其中尺脉沉细者，又可加肉桂、熟地黄，以抑制麻黄兴奋性的副作用，配半夏化痰湿，配贝母清痰热，配姜辛味夏温化痰饮，射干麻黄汤诸法并用以调平肺气宣降。然治疗咳喘一症，要标本兼治，要用好麻黄剂治疗呼吸系统疾病，就要在六经辨证框架内应用，化六经为一经，厚积薄发。

# 经方扶阳法类方要义之麻黄类方（五）

对感染性疾病而言，太阳病以上呼吸道病毒感染最为常见。本篇所论述之麻黄剂，不限于用来治疗上呼吸道病毒感染，但其所涉及之证，多可以麻黄剂对治，有些还表现为"太阳病，脉浮，头项强痛而恶寒"的提纲证症状，然并非上呼吸道病毒感染性疾病，但都在麻黄类方的证治范围内，故在本篇一并讨论。

甘草麻黄汤主治水肿，可见于急性肾小球肾炎或者慢性肾小球肾炎急性发作、慢性肾盂肾炎、神经血管性水肿等，何故也？麻黄碱为拟肾上腺素，可起到免疫抑制作用也。麻黄可发汗，腰以上水肿者，发汗则愈，甘草麻黄汤，代谢增快，血流加速，外周血管收缩，脉位变表浅，使汗出则水肿除也。当然，为加强甘草麻黄汤发汗除水肿之作用，可与越婢汤、越婢加白术汤或麻黄附子汤。如"风水，恶风，一身悉肿，脉浮，不渴，续自汗出，无大热，越婢汤主之"与"里水者，一身面目黄肿，其脉沉，小便不利，故令病水。假如小便自利，此亡津液，故令渴也。越婢加术汤主之"之所描述，脾虚之人慎用麻黄，与石膏拮抗麻黄神经兴奋作用，此时不必有大热也。与白术可治里水，补脾运化水湿。如果是肾炎小便多，多是肾功能损害加重的表现，会出现亡津液的表现，这是病情加重的表现。如果平素阳虚，脉象沉小，则在甘草麻黄汤基础上加附子成麻黄附子汤，此为少阴水肿，需附子温少阴之阳，助麻黄发汗之力；另外一方面，使用时机合适，麻黄可增强附子温阳的力量，因麻黄碱拟肾上腺素作用可以增强代谢，加快分解代谢作用。如若是腠理紧实之人，如果用了麻黄发汗而汗不出，为表闭也，则小便增多，水肿从小便多而消除。

在《金匮要略·黄疸病脉证并治》的附方中提到麻黄醇酒汤治黄疸。如黄疸性肝炎起病时患者常感畏寒、发热，少数患者可持续高热数日。更有全身疲乏无力、食欲减退、恶心、呕吐，尤其厌恶油腻食物，上腹部堵胀满闷，尿黄似浓茶水，大便较稀或便秘的临床症状，从有症状至发黄疸通常会有 2 周的时间。因为起初有表证的表现，故容易误诊。我们知道酒精会造成肝损害，此处用酒煎，为乙醇提取法，煎过后乙醇会挥发，不会加重肝脏解毒的负担。在爆发性肝炎发生的时候，如果免疫反应太过剧烈，则会造成急性肝衰竭，此时需要抑制免疫反应，用麻黄碱拟肾上腺素样作用达到免疫抑制的作用。治疗黄疸，配伍比较全面的方子为麻黄连轺赤小豆汤。麻黄配伍炙甘草生姜大枣可以增强代谢抗感染，亦可以抗炎；与杏仁可以通大便，避免胆红素淤积；连轺现多用连翘代替，连翘、赤小豆配伍，可以清理湿热，黄疸性肝炎通常有恶心、呕吐等表现，连翘尚有止呕降逆之功；李根白皮可加强连翘赤小豆清热利湿的作用，现多用桑白皮代替。机体感染时，无论是上呼吸道病毒感染还是传染性肝炎，机体对疾病的反应模式是相似的，正常情况都会出现脉浮、发热恶寒身疼痛等表证表现，很多传染性疾病早期都表现为太阳病表现，治疗的时候亦从太阳病论治，这是身体素质尚可、疾病尚在早期的黄疸性肝炎的治疗方法。过了急性期，根据身体的反应状态，则会有茵陈五苓散、茵陈术附汤等证治。如果脉象上体现出厥阴寒凝，左脉沉弦或沉弦细弱，经方扶阳法则会加入暖肝的吴茱萸汤、乌梅丸等治疗，促进正邪相争治疗。对经方扶阳法而言，黄疸是从六经辨治的。

外感风湿之邪，则病身疼发热，对于表实证，分为麻黄加术汤与麻杏苡甘汤两端。脾主肌肉，湿家身烦疼，与麻黄加术汤健脾散寒除湿。如是湿热之证，则日晡所剧，与麻黄薏甘汤，薏苡仁可以解除肌肉的痉挛，缓解一身尽痛之症，如舌苔黄腻者，湿热重，亦可考虑麻黄薏甘汤治疗湿家之为病。表虚证脉浮涩者，气血不足，给予桂枝附子汤，而脉沉者，可与甘草附子汤。以上四方的加减法实际上是互通的。诸如类风湿关节炎一类疾病的治疗，发作期可以除湿止痛为主，而缓解期则多以补益肝肾法而善后，延缓疾病进展，减少发作频率，或标本兼治。

病中风历节者，仍然有应用麻黄剂的时机，如《金匮》附方引《千金》三黄汤治中风手足拘急，百节疼痛，烦热心乱，恶寒，经日不欲饮食，以麻黄、独活散寒止痛，黄芪固表，黄芩清表闭所化之热。病历节不可屈伸，疼痛，乌头汤主之。乌头汤是麻黄伍芍药法，可治久痹，乌头汤可见于浮弱微紧脉，浮则为风，弱则为营血不足，紧则为寒，乌头止痛作用强于附子，仍以麻黄散寒，黄芪故表，芍药可以增强乌头的止痛作用。亦有脉沉用芍药者，如附子汤，芍药为解痉止痛药，亦有免疫抑制作用。治疗类风湿关节炎一类的疾病，要在促进潜在炎症反应发生、发展与抑制免疫之间找平衡，免疫反应过低，疾病迁延不愈，免疫反应过强，则表现为症状加重，故治疗时要和病人做好解释工作，争取更好的短期和长期疗效。

少阴外感，与麻黄附子汤，治疗少阴阳虚外感，本阳气不足，未可发热，若发热者，乃加细辛。少阴外感应微发汗，不可大汗，故用麻黄去节，麻黄剂治疗水肿发汗时通常是不去节的，发汗作用较强。少阴病外感发汗多会亡阳。麻黄附子汤可见沉脉，而麻黄附子细辛汤可见于沉细弦脉。麻黄附子细辛汤亦可用于阳虚证皮肤病的治疗，如治湿疹发作，可加连翘、赤小豆清热利湿；治疗银屑病，可加炙桑白皮等祛浮风燥痒。若是久用，需制约麻黄副作用时，可酌情加地黄，特别是脉细时。而麻黄配地黄是阳和汤的经典配伍，用以治疗阴疽，通过振奋机能，使血流加速，有利于深部感染的吸收，以地黄解决血分不足的问题，尺脉迟者则不可发汗，即伤血分也，临床上可用麻黄配地黄相对减轻这样的矛盾。有形之血不能速补，若用麻黄发汗，阴亏者而防止伤阴，则用白芍，取其敛阴之用，急则用白芍敛阴，缓则用地黄补血。若遇到血虚之人要用麻黄剂温散时，可在处方中加当归、川芎、白芍这一组合，这是仲景养血的处方组合，在很多方子里都出现过这样的组合，用来养血。《备急千金要方》里的小续命汤亦用此组合，小续命汤可以用来治疗脑卒中类疾病，通过扩血管来解决缺血或者出血后脑组织水肿吸收的问题，脑水肿严重时可加防己除水肿，抗神经系统炎症。麻黄为拟神经递质类药物，可以兴奋神经，避免神经系统失去对肌肉的营养、支配作用。中风后卧床，容易出现肺炎，则与石膏、杏仁清肺止咳，小续命汤的组方原理大概如此。在经方扶阳法看来，在有是脉证时，此方完全是可以用六经加减法来完善处方的，对病治疗，随证治之。

麻黄剂可以用来治疗病毒感染性疾病，当某些病症出现和此病相类似的病理变化时，仍然可用麻黄剂。另外，麻黄剂的拟肾上腺素样作用在很多疾病的治疗中都有广泛的应用，都可以根据实际情况考虑麻黄类方的应用，并通过配伍减轻其副作用，都属于麻黄类方的研究范畴。

# 经方扶阳法类方要义之麻黄类方（六）

麻黄升麻汤在经方中的存在颇为成谜，其本为麻黄类方，又现于"厥阴病篇"，为难解的本方又增加了几丝疑云，历代就有倡其"非仲景方"者，不在少数。那么如何拨开在理解麻黄升麻汤上几朵疑云，就要从《伤寒杂病论》本身的脉络讲起。

仲景《伤寒杂病论》原包含伤寒和杂病两个部分，而伤寒居主要部分，历经后世多次编纂，杂病部分析出而改名《金匮要略》。伤寒本为急性热性传染病的总称，故范围很广，西汉以前多称热病，又有温病、天行、时气等说法，含义并同，唯伤寒一名西汉后已经流行，并成为当时知识分子口中的雅词。肇始于"太阳病，发热而渴，不恶寒者为温病"的条文，成为后世寒温分化的重要据点。

《伤寒论》本为传染性疾病而设，其六经辨证涉及急性传染病（感染性疾病）从初始到休克的诊断、鉴别及治疗的全过程，从这个角度去理解"厥阴病篇"，就不会觉得本篇杂乱无章，因为，"厥阴病篇"本就论述休克的诊断、鉴别诊断及治疗，以及急性 DIC（弥散性血管内凝血）的经方方案等内容，而在此框架下认知麻黄升麻汤会对《伤寒论》的全局有比较完整的理解。

从论述感染的角度上讲，"厥阴病篇"治疗的是"伤寒"的末期，即急性传染病或感染性疾病末期进展成的休克或（与）DIC，死证非独少阴病有，厥阴病则更多。从六经辨证的传变角度而言，少阴病与厥阴病为感染进展至末期的阶段，会出现死证，少阴病亦可进展为厥阴病，即经汗吐下后的失液性休克，阳明病亦可直接发展为厥阴病，即严重感染导致的感染性休克。

"厥阴病篇"主要论述厥，即手足逆冷，往往是疾病发展至末期休克的表现，其中一并论述关于厥的鉴别诊断，如乌梅丸证的蛔厥，由于蛔虫活动导致的疼痛性休克，当归四逆汤的血虚寒厥，边缘－筋膜－平滑肌系统痉挛的吴茱萸汤证的厥。四逆汤、通脉四逆汤证的寒厥，往往见于严重的呕吐、腹泻及大量出汗以后导致的以脉微弱或脉沉伏不出、四肢厥冷为主要特征的失液性休克。白虎汤证的热厥，多见于全身炎症反应综合征导致的冷休克，手足逆冷但脉滑，同时仲景提出"厥深者，热亦深，厥微者，热亦微，厥应下之"的治法，临床实践证明，适时应用下法，可以促进内毒素排出，减轻感染，这样的治法在"少阴病篇"亦有论述，即"少阴三急下"。白头翁汤证治疗类似细菌性痢疾导致的感染性休克，为热厥。麻黄升麻汤治疗急性 DIC 的寒热错杂之厥。本篇亦论述疾病进展，即热厥转化成为寒厥，此较单纯的寒厥为难治，从西医学角度而言，即高排低阻性型休克转化为低排高阻型休克，即暖休克转冷休克，预后多不良。故以条文"凡厥者，阴阳气不相顺接，便为厥。厥者，手足逆冷是也"为"厥阴病篇"提纲较为适宜，具体内容之后另起文章叙述，本篇主要论述"厥阴病篇"中麻黄类方之麻黄升麻汤。

伤寒六七日，大下后，寸脉沉而迟，手足厥逆，下部脉不至，咽喉不利，唾脓血，泄利不止者，为难治，麻黄升麻汤主之。

从处方结构上看，麻黄升麻汤包含了以下组合：麻黄、桂枝治太阳病；石膏、知母治阳明病；黄芩、白芍治少阳病；白术、干姜、炙甘草、茯苓，为干姜苓术汤，治太阴病；玉竹为强心药，治疗心衰；天冬起抗炎作用；生麻为解毒药，具有抗感染、抗炎作用；当归为养血药，同时起到抗凝、抗炎作用。

感染性疾病大下之后，水分大量丢失，导致血容量不足，容易诱发低血容量性休克，而严重的感染又可引起感染性休克。休克早期，回心血流量减少，心输出量不足，同时机体为保持心、脑等重要器官的血流供应，交感－肾上腺髓质系统兴奋，儿茶酚胺释放增加，引起全身血管痉挛，当儿茶酚胺等收缩血管物质使毛细血管后微静脉、小静脉收缩，有助于维持回心血流量，实现"自身输血"。同时，儿茶酚胺释放使心肌收缩增强，心输出量增加。与此同时，肾素－血管紧张素－醛固酮系统激活，肾小管对钠、水重吸收增加，使血容量增加，有助于维持动脉血压。因广泛性的血管痉挛，致使寸脉沉而迟，手足厥逆，下部脉不至。

感染性休克进展时，大量血液淤积在毛细血管中，严重感染导致毛细血管壁通透性增加，血浆外渗，导致血液浓缩，血浆黏稠度增加，进一步加重微循环障碍，临床上可出现典型休克症状，而休克晚期促使 DIC 发生，微循环处于"不灌不流"的状态。休克进展会造成全身主要器官功能不全甚至多器官功能衰竭，唾脓血为肺淤血、肺出血的表现，而泄利不止为肠道严重感染的症状，仲景在此条文中描述了休克时急性心功能不全、急性肺功能不全及胃肠功能的改变，由此可知，还可伴有急性肾功能不全及脑功能障碍。

在治疗上，仲景以麻黄抗休克，麻黄主要成分麻黄碱有拟肾上腺样作用，麻黄配伍桂枝则起到血管活性药物的作用，维持血压。升麻为解毒药，用以抗感染、抗炎。以石膏、知母、黄芩、白芍、天门冬等抑制炎症反应，以桂枝配伍玉竹强心，治疗心衰，以桂枝配伍当归抗凝，改善微循环灌注，缓解多器官功能不全，以干姜、茯苓、白术、炙甘草改善由于有效循环减少引起的胃肠道缺血缺氧，防止继发淤血、出血及微血栓形成。

从西医学的角度来理解、注解麻黄升麻汤，才越发感觉仲景的伟大。麻黄升麻汤是仲景治疗传染病或感染性疾病发展至休克、DIC 的一张底牌，其出现在"厥阴病篇"中的意义即在于此。仲景在《伤寒论·序》中悲叹道："余宗族素多，向余二百。建安纪年以来，犹未十稔，其死亡者，三分有二，伤寒十居其七……"东汉末年，气温骤降，战乱频发，瘟疫横行，根据仲景之描述，可知其家族感染传染病死亡率之高。而历史上没有一次瘟疫不促进中医学的发展，温病学即在中医与瘟疫的较量中完成理论探索、构建。

持续的炎症反应会导致凝血功能紊乱，出现高凝状态，高凝状态激发纤溶系统启动，又会导致出血，高凝状态即热入营分，凝血因子耗竭继发低凝出血即热入血分，这是温病学对感染性疾病末期的描述方式。由此可见，伤寒与温病并非割裂开的，《伤寒论》本就为传染病而设，温病也并非独立于伤寒而存在，由于定义的模糊性，为"寒温之争"埋下了伏笔，本质上都是探讨感染性疾病。根据病原微生物毒力的强弱与机体免疫力的相互作用，不同病原微生物导致机体凝血功能紊乱出现的时间早晚是有区别的，这并不是伤寒和温病的本质区别，其本质上仍然是感染性疾病，《伤寒论》八经辨证体系乃是针对感染性疾病全程而设，在此视角下理解麻黄升麻汤与"厥阴病篇"，是拨开飘浮在《伤寒论》上的迷雾的一种方法。

在治疗传染病方面，特别是针对致病性较强的传染病，提高机体的免疫力，抑制炎症反应，避免炎症反应过于剧烈导致机体死亡，待机体产生抗体清除病原微生物是经方的策略，面对尚未知的病毒感染，尤为如此。在治疗策略上，防止疾病内陷三阴尤为重要，故应扶助阳气，使病情稳定，待以时日，机体产生抗体，则疾病自然消退，达到痊愈之目的。贸然过度应用寒凉药物（包括不合理应用抗生素）使胃气颓败，致使卫气不足，免疫低下，则为病情转重埋下伏笔。在抗菌方面，抗生素是在应用西医学的优势，而中医在调节机体对感染的免疫反应、抗炎方面有独特优势，且不产生耐药性。中西医结合治疗此类疾病可以发挥各自的优势，这在本次抗击新冠病毒感染的战"疫"中得到了充分的体现。

麻黄升麻汤并不是一个突兀的存在，要理解本方，就要在"厥阴病篇"中去理解，而要理解"厥阴病篇"，就要在《伤寒论》六经辨证体系中去理解。麻黄剂的应用可以说贯穿感染性疾病治疗的始终，一方面与麻黄独特的药理作用有关，另一方面则体现出仲景对疾病的治疗策略，即除阳明病要降低机体能量代谢、避免透支外，其余五经都莫要忘记扶阳气、保胃气之原则，通过提高机体的自愈能力从而达到痊愈疾病的目的。

阳明病篇

我们知道，发热时，人体功能会发生变化，例如单核－巨噬细胞系统功能增强，白细胞增多，吞噬作用增强，抗体形成加速，细胞免疫功能提高，均有利于人体抗感染，这是有利的一面。

而另外一方面，高热对各器官组织却有负面影响，对神经组织损害尤为明显，病者可有烦躁、头昏、头痛、失眠等症状，严重者甚至会出现幻觉、谵妄、昏迷乃至抽搐。身体虚弱或某些感染伴发热可导致中枢神经系统受到抑制，表现为淡漠、嗜睡等。

发热的基本环节是致热源作用于体温调节中枢，上调体温调定点，外周血管收缩以保持核心体温。在《伤寒论·辨太阳病脉证并治》篇中主要讨论了体温上升期，即产热多而散热少的情况下的辨证论治，而白虎汤证主要反映高温持续期的病理特点，即在发热的极期阶段，产热并未降低，散热过程开始增强，产热和散热在高水平代谢上重新维持平衡。阳明经证主要讨论此阶段的生理病理变化、辨证处方、传变预后、治法宜禁等内容。

阳明经证，从感染性疾病传变的角度讲，主要的讨论内容在发热极期。我们知道了高温对机体的危害性，古人的生命支持手段并没有现代多，持续的高温容易造成机体衰竭，故在发热的极期，有效的控制体温、降低能量代谢、保存生命就必须要及时，否则易造成失液性及感染性休克，转入少阴或厥阴，病呈危势。在发热极期，主要讨论两大类方法，分别对治阳明经证与阳明腑实证，即以石膏和大黄为代表性药物的白虎汤类方和承气类方。

从发病及治疗的过程来看，阳明病因何而来？选数则条文以说明如下：

本太阳，初得病时，发其汗，汗先出不彻，因转属阳明也。伤寒发热无汗，呕不能食，而反汗出濈濈然者，是转属阳明也。

这一条是说明在太阳病阶段，汗出不彻，机体虽代谢增强但尚未激发足够的免疫力可以抵抗感染，机体新陈代谢则进一步增强，体温继续升高，转而发展成为阳明病。

太阳病发汗，若下、若利小便，此亡津液，胃中干燥，因转属阳明。不更衣，内实，大便难者，此名阳明也。

这一条是说汗下利小便后，导致机体脱水，造成阳明腑实证。另外，汗下本身会造成胃肠蠕动功能抑制，而感染性疾病本身会导致交感神经兴奋，抑制胃肠功能，双重打击造成大便停留，为后续肠道内容物腐败，加重感染埋下了伏笔。

服桂枝汤，大汗出后，大烦渴不解，脉洪大者，白虎加人参汤主之。

这是说太阳病服用桂枝汤后，机体代谢增强，促进发热极期的发生，但是素有脾虚的体质，故加人参以固脾胃。

问曰：病有得之一日，不发热而恶寒者，何也？

答曰：虽得之一日，恶寒将自罢，即自汗出而恶热也。

问曰：恶寒何故自罢？

答曰：阳明居中，土也，万物所归，无所复传。始虽恶寒，二日自止，此为阳明病也。

这是说，患者在得阳明病的过程中，体温上升期的过程，这里的恶寒和太阳病相鉴别，这种病人感染后很快就发展成阳明病，也就是发热极期，机体对疾病的反应不能再向更亢进的方向发展了，所以叫"无所复传"，再发展即将向阴证归转。

服柴胡汤已，渴者，属阳明也，以法治之。

这是说在少阳证的情况下，服用了柴胡剂，调整了机体的免疫反应，使之得到了增强，进而转变成阳明证，由虚弱状态下的感染模式转变成足够强的抗感染模式。

实际上，《伤寒论》高超之处在于其全程把握一个感染性疾病的治疗，阳明病代表着机体代谢全面增强的局面。可以从太阳病、少阳病而来，也同样可以从三阴病得到充分的治疗后转归而来，当然，三阴病转阳也可能转归少阳、太阳，根据机体对疾病的反应状态而言。

在发热的极期，机体机能得到全面的增强，循环系统呈高动力循环态势，散热增强，表现为汗出，此时产热并不减少，使体温维持在较高的水平上，有助于抗感染，症状上表现为高热、呼吸加快、皮肤潮红而灼热。而体表血管扩张表现为不恶寒反恶热，同时，大量汗液的散发，在带走体温的同时，也造成了脱水的风险，为肠道大便干燥坚硬的形成创造了环境，将会造成胃家实的局面，为后续承气类方的应用埋下伏笔。所谓阳明之为病，胃家实也，这里的胃，概指肠道。

那么面对发热极期这样的局面，首先要降温，否则过高的体温将会把机体推向衰竭的边缘。在身热、汗自出、口渴、不恶寒、反恶热，最重要的是在脉大的时候，此时的大脉是有力的，和虚劳的无力大脉有本质区别。在这种情况下，仲景给出的处方是白虎汤，一定是大脉，方可用白虎汤，这是辨证的眼目。

鉴于石膏在水中的溶解度较低，仲景以米汤煎药，成混悬液，促进石膏在药液中的浓度。石膏有解热作用，可抗炎，同时可促进巨噬细胞的吞噬能力，其退热起效快但作用时间短。而知母解热作用慢但却持久，除了解热抗炎作用，知母还有抗病原微生物、抗病毒、抑制交感神经功能的作用，为多面手。另外，石膏口服经胃酸作用，变成可溶性的钙盐，吸收入血后，对神经及肌肉有抑制作用，并能降低血管通透性，可以解热、镇痉、抗炎，避免高热惊厥。同时石膏有抗凝作用，可以避免感染导致的凝血功能障碍，避免进展成气营两燔、热沸血瘀之证。知母滋阴泄热，有肾上腺皮质保护作用，感染之后，大量皮质激素分泌，容易造成皮质激素分泌节律紊乱、耗竭甚至肾上腺萎缩，加入知母，可以有效避免其发生。炙甘草中甘草酸有拟皮质激素作用，严重的感染会造成多器官功能衰竭的中毒症状，这里用炙甘草发挥皮质激素的抗炎作用，但是不能给太多，否则抑制免疫，加重感染，原方用了二两。另外一方面，知母可保护肾上腺皮质免受外源性皮质激素的抑制作用，白虎汤中的四味药就这样精巧地组合起来了。

强烈的炎症反应严重的时候会导致感染性休克，如条文"伤寒脉滑而厥者，里有热也，白虎汤主之"所言，辨证为热厥的冷休克，此条文出现在"厥阴病篇"，其表现为表有寒，四肢冰冷，但是脉滑。这时候要用白虎汤治疗此热厥，这是白虎汤的另外一面，有身热、发热恶热的时候，表现为阳明经证；也有表有寒的时候，在"厥阴病篇"。但是这两种情况都是实脉，洪滑大脉，本质上是感染的不同阶段，抗炎是其共同的治法。

持续的发热耗伤气阴，当表现为其背微恶寒甚至时时恶风的时候，同时可伴舌上干燥、烦渴的情况，即加人参，成白虎加人参汤。当然，有表证的时候要解表，不能用此方，必是洪大滑脉或在本脉的基础上较前弱些方可用。如果恶寒，但是脉浮，无汗，这是太阳病，不是本方，如"伤寒，脉浮，发热无汗，其表不解，不可与白虎汤，渴欲饮水无表证者，白虎加人参汤主之"条文所述，以资鉴别。

如果是热痹，则如白虎加桂枝汤法治之，如条文"温疟者，其脉如平，身无寒但热，骨节疼烦，时呕，白虎加桂枝汤主之"所讲，桂枝辛温，其可解热镇痛，加入白虎汤中则宣经通络，寒温并用，这在经方体系中很常见。

白虎汤法代表的是阳明经证的治法，而典型的阳明经证的局面不会持续过长时间，所以在治疗感染性疾病属此期者，要把握住时机。避免能量透支，就是保存阳气。而保存阳气，就是保存生机。

经方扶阳法类方要义之阳明类方（二）

本篇将以条文为线索，探究"阳明病篇"中关于阳明病发病机制的问题。

阳明病因何而得？经言：病有太阳阳明，有正阳阳明，有少阳阳明。此讲阳明病的三种成因，但无论从何经转属而来，最终都造成了阳明病的一个共同局面，即胃家实。此处的胃家，概指消化系统，胃家实具体表现为大便硬。此三种转属阳明的路径是从传变的角度而言。

而在"阳明病篇"中，所谓阳明的另外一个含义，概指消化系统，病位属里，从传变的角度上来看，阳明病代表感染性疾病的一个阶段，此阶段发生的病位，主要在消化系统，此两种含义，一并以阳明称之。所谓阳明居中，土也，万物所归，无所复传，此乃病位反应在里不在表，故无复传，而以感染性疾病的传变而言，则或可再传三阴。所谓食谷欲呕者，属阳明也，吴茱萸汤主之。得汤反剧者，属上焦也，此处阳明，乃以病位为言，其病性为寒湿浊气聚于胃肠道，故言属阳明也。然得汤反剧者，知呕者，非吴茱萸汤证，乃可因太阳病不解，炎症导致交感神经兴奋，抑制胃肠蠕动，故食则欲呕，如条文"太阳病，或已发热，或未发热，必恶寒，体痛，呕逆，脉阴阳俱紧者，名曰伤寒"之情况，乃发热前驱期症状，病非在阳明中寒湿也，故吴茱萸汤不中与之。

"太阳阳明者，脾约是也。"太阳病乃感染性疾病在体温升高期，感染炎症导致交感神经兴奋，抑制胃肠道蠕动，造成大便停留，肠内容物的液体被过分吸收，大便因硬。另外，在体温上升期发展到高温持续期，即为白虎汤证，持续的炎症致汗出，导致肠道主动吸收水分能力增强，亦使大便干燥。

又有太阳病因治不得法而至阳明病者，如"本太阳初得病时，发其汗，汗先出不彻，因转属阳明也"，又如"脉实，因发其汗出多者，亦为太过。太过为阳绝于里，亡津液，大便因硬也"，此乃太阳病传阳明腑实证者之原因。

感染性疾病发热，从体温上升期至高温持续期，代谢进一步增强，血管从痉挛变为舒张，高动力循环脉大，产热增加，散热增加，二者维持在较高的水平平衡上。此时太阳病头项强痛而恶寒的症状逐渐减退，转为汗出，脉浮紧或浮缓转为脉大，故言"伤寒三日，阳明脉大""伤寒发热无汗，呕不能食，而反汗出濈濈然者，是转属阳明也"。

又有条文言："趺阳脉浮而涩，浮则胃气强，涩则小便数，浮涩相搏，大便则难，其脾为约，麻仁丸主之。"此处"其脾为约"与"太阳阳明者，脾约是也"含义不同。此乃平素胃气盛，消谷善饥，胃气强则脉浮，胃热则肠道吸收水分过度，乃从小便去而散热，小便数则脉涩，津血不足也，如典型糖尿病患者可见此症状。总而言之，其为消化系统功能之障碍，则概称之"其脾为约"，当与太阳阳明者，为脾约之证相别。

少阳阳明者，发汗，利小便已，胃中燥烦实，大便难是也。少阳病本不可发汗，发汗则谵语，谵语者，胃家实是也，肠道腐败之物产生毒素，吸收后影响大脑功能，故致谵语。少阳病者，血弱气尽，不堪发汗，利小便亦非正治，皆伤津液也。

问曰：何缘得阳明病？

答曰：太阳病发汗，若下、若利小便，此亡津液，胃中干燥，因转属阳明。不更衣，内实，大便难者，此名阳明也。

太阳阳明，法当解表兼治阳明，表乃可解而无坏证之虞，解表则指麻桂二法，如条文"阳明病脉迟，汗出多，微恶寒者，表未解也，可发汗，宜桂枝汤""阳明病脉浮，无汗而喘者，发汗则愈，宜麻黄汤"，此处"宜桂枝汤""宜麻黄汤"乃指太阳中风解表宜桂枝汤、太阳伤寒解表宜麻黄汤。"阳明病脉迟，汗出多，微恶寒者，表未解也，可发汗，宜桂枝汤"，是说胃家实的病人，如果脉迟，心率慢，反映阳气不足，汗出多、微恶寒者乃表未解，解表宜桂枝汤，胃家实可与麻子仁丸，即桂枝汤合麻子仁丸。麻子仁丸以杏仁、厚朴开表，可助解肌散寒。脉迟者，亦可加附子类扶阳、强心以缓解脉迟，温阳健运以下大便。若阳明病脉浮，无汗而喘者，乃表闭仍在，宜麻黄汤解表平喘，然胃家实者，乃要兼顾缓胃家之实，方可使腹压降低，缓解膈肌受迫，减轻胸腔压力，因于热者，可合麻子仁丸，胃家实因于寒者，可与吴茱萸汤降逆气。麻子仁丸用杏仁、厚朴开表，乃是示范，至于临床以何法解表，仍需参考太阳病治法，辨中风伤寒，但兼胃家实者，勿忘须参考麻子仁丸立法，太阳与阳明同治。而少阳阳明者，乃以大柴胡汤治之。

正阳阳明者，胃家实是也。其虽有外感，治则兼顾胃家之实。阳明病，若能食，名中风，不能食，名中寒。若食欲亢进、大便秘结兼有表证者，为阳明中风。若寒湿浊气聚集肠道之实者，大便不通，其而外感者，则不欲食，治则以吴茱萸汤温阳明兼以解表之法，则阳明中寒可解。能食不能食可用以别阳明之寒热。

以上述阳明病之成因，然阳明病脉症如何？

伤寒三日，阳明脉大。

问曰：阳明病，外证云何？

答曰：身热，汗自出，不恶寒，反恶热也。

此太阳病进展至阳明经证，由体温上升期发展至高温持续期，为抗感染，代谢进一步提高，血管从痉挛逐渐变为舒张，高动力循环，脉浮逐渐变为脉大，恶寒变为恶热，产热增加，散热亦增加，二者维持在较高水平上，此乃阳明经证。又经言"伤寒一日太阳受之，脉若静者为不传，颇欲吐，若躁烦，脉数急者为传也"，则描述太阳病传变至阳明病过程中之变化。

问曰：病有得之一日，不发热而恶寒者，何也？

答曰：虽得之一日，恶寒将自罢，即自汗出而恶热也。

问曰：恶寒何故自罢？

答曰：阳明居中，主土也，万物所归，无所复传。始虽恶寒，二日自止，此为阳明病也。

伤寒转系阳明者，其人濈然微汗出也。

此体温上升期发展到高温持续期，代谢增快，体表血管从痉挛转为舒张，恶寒变恶热。溅然微汗，乃高温持续期之表现，为阳明经证，白虎汤证也。

阳明经证如此，其腑实证者何？

概言之可见：不恶寒（与太阳病相鉴别），日晡所发热（潮热），大便硬，腹胀满或痛，身重，短气，喘满，痉，烦躁，谵语，甚则独语如见鬼状，若剧者，发则不识人，循衣摸床，惕而不安，微喘直视，目中不了了，睛不和。其脉可见：脉滑而数疾者，脉迟者，脉沉有力者。脉滑而数急者，里有热也。阳明病若现脉沉，必沉而有力，乃正邪相争于里之腑实证之表现。而阳明病见脉迟，则以少阴机能不足为本，而发为胃家实者为标。

阳明腑实证者，体液消耗，消化液分泌减少，肠蠕动抑制，食糜停留，肠内发酵，腐败剧增，毒素再吸收，遂发为"潮热""谵语""燥屎""大便硬""腹满痛""身重"等症。腹压增高，膈肌上抬，胸腔压缩，则"短气""喘满"，甚则发为呼吸窘迫综合征。潮热为中毒症状，因一天之中，机体下午代谢相对增强，毒素吸收较他时为多，故发潮热。机体在持续发热，肠内容物腐败加剧情况下，肠道菌群比例失衡，有害菌大量繁殖，毒力剧增，内毒素经门静脉大量吸收入血，出现明显中毒症状，即"烦躁""谵语""甚则独语如见鬼状，若剧者，发则不识人，循衣摸床，惕而不安，微喘直视""目中不了了，睛不和"诸症。治以承气汤，荡涤肠垢，改善全身尤其是脑细胞的中毒状态。

以上主要讨论阳明经证、阳明腑证之成因，而"阳明病篇"尚记载治疗消化系统局部炎症的一类处方，即栀子汤系，如治疗黄疸的茵陈蒿汤、栀子柏皮汤等，治疗胃食管反流病表现为"心中懊恼，饥不能食""卧起不安"的栀子豉汤、栀子厚朴汤等。胆红素通过大小便排出，黄疸病，大小便利者，则不易发黄。栀子苦寒，可泻火解毒、清热利湿，其作用包括保肝、利胆、抗炎、镇痛镇静等，故消化系统的局部炎症，在"阳明病篇"中列栀子汤系讨论，包括黄疸与胃食管反流病等，都有可以用栀子汤系的时机，在后续篇章中将详细讨论本类阳明病处方。

# 经方扶阳法类方要义之阳明类方（三）

　　本文主要探讨关于阳明腑实证三承气汤的有关问题。三承气汤是指调胃承气汤、大承气汤、小承气汤三方，由于三方药物组成类似，皆以大黄（酒洗）为主药，配伍不同，适应证略有差别，故集而述之。

　　大黄，性寒，味苦，具有泻下攻积、清热泻火、凉血解毒、逐瘀通经、利湿退黄等功效。其成分结合型蒽醌在大肠被细菌酶水解后的产物可刺激肠黏膜及肠壁肌层内神经丛，促进结肠蠕动而致泻。其本身亦具有广泛的抗菌作用，除此外，大黄尚具有抗炎、止血、利胆保肝、血液稀释等作用。酒洗大黄是三承气汤的主药，仲景在《伤寒论》中辨证尤为注意保护胃气，用酒洗大黄是以酒之温热缓和大黄苦寒伤胃之弊。此外，煎煮大承气汤用水一斗，先煎枳实、厚朴至五升，再加入大黄煮至二升，然后去滓加芒硝一二沸；在小承气汤中，用水四升，煮取一升二合；调胃承气汤煎煮方法是以水三升，煮取一升，去滓，内芒硝更上火微煮，令沸。三承气汤实际上煎煮大黄消耗水分达二至三升，用时并不短，而大承气汤大黄所谓大黄后下和现在说的"后下"意义上是不一样的，与其说大黄后下，不如说是枳实、厚朴先煎。大黄属于刺激性泻下药，其主要泻下成分蒽醌类物质不耐热，在煎煮过程中会有损失，此乃仲景在煎煮承气类方中故意而为之，避免过峻之意也。

　　三承气汤中大黄用量一致，而除配伍不同外，药物用量亦不一。调胃承气汤用芒硝半斤，大承气汤用芒硝三合，芒硝用量差三倍之多。大承气汤厚朴用量达半斤之多，而小承气汤厚朴为二两，用量差近乎四倍仍多。

　　承气者，承顺胃气之下行之意。感染性疾病发热，交感神经兴奋，容易抑制肠道蠕动，造成大便停留于大肠中，水分吸收过度而便秘。另外，持续的炎症反应导致发热出汗后，体液丢失，肠道主动吸收水分的能力增强，亦造成大便干结。大便停留时间过长，肠内容物腐败，毒素过度吸收，更容易引起全身尤其是脑中毒。三承气汤在感染性疾病中的作用亦即作用于上述过程的不同阶段，程度缓解有别也。

三承气汤中症状表现也有类似之处，即皆可出现潮热、谵语、腹满。但仍有不同之表现，此与三方针对不同的病理变化有关。

太阳病二日，发汗不解，蒸蒸发热者，属阳明也，调胃承气汤主之。

太阳病发热，本应汗出而解，其不解者，乃阳明之热。太阳病进展至阳明经证，汗出热不解，机体代谢进一步增高，循环加快，产热增加，散热增加，二者维持在高水平的平衡上，属高温持续期，头面部血流丰富，高动力循环时，头面散热亦相应增加。所谓"蒸蒸发热"，乃头部温度高，汗出较多貌，其体表温度亦为较高，似蒸笼热气上冲状。此乃阳明经证即转腑之机，里热亢盛故能产热增加，而体液随之快速消耗，若不及时干预，乃成腑实之证，大便干燥是也。三承气汤中尤以调胃承气汤芒硝用量最大，清热作用最强。芒硝主要成分为硫酸钠，水解后大量硫酸根在肠道内难以吸收，使肠内形成高渗状态，属于容积性泻药。此外，芒硝对小肠也有作用，使小肠蠕动增加，肠内容物急速通过小肠，此与大黄不同。肠道水分析出排泄，会带走大量的热量，避免高温持续，进一步导致腑实证之变，就像让肠道"出汗"散热一般。给予炙甘草，一则可以保钠，避免过度脱水之意；二则甘草中甘草酸为拟皮质激素，可以抗炎，避免炎症反应过度。调胃承气汤在三承气汤中清热作用最强，其针对病理阶段在阳明经证热势高涨期转阳明腑实证之时，发热有"蒸蒸发热"之特点，脉象为洪滑之脉。

若调胃承气汤热势未扼，津亏肠燥则进展成大承气汤证。大便水分被过度吸收，肠蠕动受抑制，形成燥屎之变，坚硬难排，肠内容物腐败之毒素吸收入血，进一步导致中毒症状，轻则为腹满、潮热、谵语，重则独语如见鬼、不识人，循衣摸床，惕而不安，微喘，直视。此状脉弦者生，涩者死，弦者血尚存，涩者，乃血容量不足之表现，伴严重感染，多预后不良，故在此之前应先行截断。大承气汤腑实热证为重,病势反应于里,故脉象沉滑,症状不似调胃承气汤之"蒸蒸发热"为显,脉象乃由调胃承气汤洪滑之脉变为沉滑已,乃见"手足濈濈汗出",乃燥屎已成之征。大便难而谵语者,可以下矣,宜大承气汤。

大承气汤中枳实味苦、辛,性温味酸,可破气消积,化痰散痞,可抗拮抗肠管痉挛,调节胃肠平滑肌,尚具有升压、强心、扩冠、抗休克及抗氧化作用。厚朴味苦辛而性温,下气除满,燥湿消痰,其可调整胃肠运动、刺激消化液分泌,尚具有抗溃疡、保肝、抗菌、抗病毒、抗炎、镇痛等作用。

大承气汤可泻下燥屎,其仍具有可直接灭活内毒素、抗肠道革兰阴性杆菌、抑制肠原性内毒素移位、直接排出肠道内毒素、保护重要脏器免受内毒素损害、清除自由基、抗炎等作用,在临床上合理应用可防治肠原性内毒素血症。

另外,大承气汤不单在"阳明病篇"中有应用,其在少阴病中亦有应用。如条文"少阴病,自利清水,色纯青,心下必痛,口干燥者,可下之,宜大承气汤",少阴病本脉微细,阳虚津液不足也,倘若此时形成胃家实之燥屎,肠道欲排出更多水分以滑大便,若不便燥屎,乃下青水,致津液愈亏,热量带走更多,阳虚愈发严重,故宜大承气汤,此证脉本微细,虽有胃家实之腑实证,脉象尚未明显显露沉滑之象,可酌情加附子类方化裁,以扶阳气,促进津液分泌,避免病情进展。后世亦有增液承气汤法,亦可加附子类方加减化裁而用之。

若燥屎已成,肠道中毒麻痹,即不可与大承气汤,因芒硝可导致肠液分泌,腹压升高,压迫肠黏膜缺血坏死而发生菌血症,初宜大黄附子细辛汤类加减化裁试之。

阳明病潮热,大便微硬者,可与大承气汤;不硬者不可与之。若不大便六七日,恐有燥屎,欲知之法,少与小承气汤;汤入腹中,转矢气者,此有燥屎也,乃可攻之;若不转矢气者,此但初头硬,后必溏,不可攻之,攻之必胀满,不能食也,欲饮水者,与水则哕;其后发热者,必大便复硬而少也,以小承气汤和之;不转矢气者,慎不可攻也。

如何知燥屎已成与否？欲知之法，少与小承气汤，汤入腹中，转矢气者，此有燥屎也，乃可攻之，因尚未形成完全性的肠麻痹。

小承气汤证胃中燥，则大便必硬，硬则谵语，而阳明病，谵语，发热潮，脉滑而疾者，小承气汤主之。小承气汤证大便虽硬难解，但尚未进展成大承气汤证坚硬如石之燥屎，其脉象滑而疾，不似大承气汤证沉滑有力之脉，因其尽入于里也。小承气汤证乃便干初成之候，尚未结实也，故脉象滑而疾，里热聚集也。

麻子仁丸承小承气汤法，以白芍养血，以麻仁、杏仁润肠，另外，杏仁、厚朴有开表之意，本方可治太阳阳明病者，其解外者，可辨中风伤寒之别而合方加减用之。其在内伤杂病中，可治消渴小便不利，淋病其脉浮涩相搏属胃气盛、小便数而津液亏伤者。今可合肾气丸类治之，用于改善糖尿病患者小便数、大便干数属此类脉象者之症状。

调胃承气汤脉洪滑，大承气汤脉沉滑，小承气汤脉滑而疾。调胃承气汤或以"蒸蒸发热"见症，大承气汤或以"手足濈濈汗出"见症，小承气汤乃腑实之轻症，或可为欲试大承气证汤燥屎已成与否之法。三者皆可见腹满、潮热、谵语之症。然在临床实践中，其症状、脉象可不典型，故三承气汤条文中多次提及"与""可与""宜"，此商榷也，不若"主之"之肯定也。临证之时，须详问诊，细观察、缜密推敲，遂可将脉证并治法之内在关系串联如一线，方不遗太过不及之患。

# 经方扶阳法类方要义之阳明类方（四）

竹叶石膏汤是《伤寒论》最后一方，本治"伤寒解后，虚羸少气，气逆欲吐者"。竹叶石膏汤属于阳明石膏类方，并非用于治疗急性热病属阳明病中，乃治热势退后，阳气耗损后的机体机能相对衰退之症状。

急性热病中，由于阳气迅速被激发抗邪，正邪相争导致阳气损耗，失其温煦之能，其化生津液的能力亦不足，导致气阴两虚之证，症见虚弱、口渴、脉冲逆等症。脾胃为中土，阳气之所源，外感热病传至阳明中土无所复传，因其病位属里，里阳鼓动，方能逐邪外出，其形式有或汗或下等不同。热病将去，脾胃阳气亦至受损，未能自复。脾胃居中土，司一身气机之升降，中焦阳气不足，肺气则无能下降，肃降失其官能，其治节之能有所伤，阳浮郁于外不能潜降，并脾气升清有所障，胃气降逆有所碍，则身乏所养，虚羸少气，气逆欲吐者，其属右寸关脉滑而上冲者，则治与竹叶石膏汤。

竹叶性甘淡，气寒，味辛，主胸中痰热，咳逆上气，可退虚热烦躁不眠，止烦渴，生津液，利小便。石膏辛寒，配竹叶足可清心、胃之热。麦冬养阴生津，润肺清心，肺气不降者，致津伤口渴，心烦失眠，内热消渴，肠燥便秘，麦冬伍半夏之降逆止呕之能，则可肃降肺胃之气机，除浮阳之郁热诸症。人参大补元气，补脾益肺，生津安神，治脾虚食少，久病虚羸，惊悸失眠。气机之枢纽在脾胃，脾气足胃气方能肃降，以人参益脾气。粳米者，一则用于溶解石膏成混悬液，一则可以温中益气，补肠胃也。麦冬半夏人参并粳米，则取麦门冬汤大降逆气之意也。

竹叶石膏汤之病机在于应激之后，阳气上逆，虚热内扰，大气不能肃降也，其症见虚赢少气，气逆欲吐，口渴心烦，夜寐不宁等，可见右脉寸关二段脉浮滑上冲，乃胃肺之气机不降，虚阳外越也，治宜补脾降肺，肃肺降气，清利郁热，收敛阳气，竹叶石膏汤主之。

竹叶石膏汤还可用于应激、思虑、劳累、大病后疲乏短气、口干心烦、心神不宁等症，因其大气不能肃降，阳郁于上所致，但当属右寸关浮滑上冲者，乃可用之，若不尔者，当酌情配伍用之。因脾胃气滞者，右关脉微聚，则可加砂仁辛温行气醒脾、纳气下行入肾。因脾阳虚者，右关脉虽上冲但无力，可与方中加理中汤以温中兼脾，其寒甚者，关至尺脉沉者，与大建中汤温之，脾胃阳气足，则能升降。因脉沉紧者，阳气外越，寒凝血脉也，可与附子辈。尺脉沉弦者，与附子细辛。因脾虚生湿，舌苔白腻者，与平胃散，湿浊去则气机降。因关上浮，热病后致痞者，与泻心汤辈，辛开苦降，则胃气方能下行。若左寸脉浮散或沉者，心阳不足，与桂枝、肉桂等温通心阳而降逆气。若左脉弦滑者，乃肝气郁结，肝木克伐脾土则气机失常，遂疏肝健脾，与柴胡辈，然左关脉沉者，肝阳不足，不能主升发疏泄气机之能，法补肝阳而助疏泄，与吴茱萸汤，而左关脉沉弦细者，与乌梅丸，乌梅丸乃升发肝阳之要药，肝阳升则肺气降。

或有因于瘀血者，阻塞脉道，致阳气不能潜藏，脉涩者，可与活血化瘀辈疏通脉道，助阳运行，或因与血虚者，见脉细涩，则补血化瘀。或因于平素虚劳者，则辨三阴之虚劳，合方而用之，以复其阳气，太阴虚劳者，脉浮缓大而无力，合黄芪桂枝五物汤、桂枝甘草龙骨牡蛎汤、天雄散等治之。少阴虚劳者，脉浮细者，合酸枣仁汤治之，尺脉沉弱者，与肾气丸，引火归原。厥阴虚劳，左脉细涩无力者，与大黄䗪虫丸活血化瘀祛血痹。

竹叶石膏汤用于肺胃不降之证，然肺胃气之能降，当从六经辨证中处置之，方得完善。因五脏六腑者，皆能令气之不降也，三焦表里不和者，亦令气机有所失也。

阳明病在六经治法中属降低能量代谢之法，竹叶石膏汤属阳明类方，其立法亦为如此。肝脾主气机升发，肺胃主气机之肃降，肺胃之气能肃降，则阳气方能有所藏，不至升发无节。阳气若升发过度而无所节制，必至其耗散，最终乃至机能衰退之变，故潜降阳气，乃至保阳气之法，故扶阳之法，不光在温，更在能使阳气升降出入有节如常，潜阳、敛阳则更是扶阳之法。

阳明白虎类方在于益阴灭邪热以救阳，承气类方在于急下存阴而救阳，因津液亡失过程中会带走大量热量，以致阳气不足，机能下降，而竹叶石膏汤乃降肺胃之气以潜阳之法。经方扶阳之法不光在温，不单在补，更在通、在降，收敛过度升发耗散的阳气，使阳气升降出路通畅无阻，亦是扶阳之法。故扶阳之法不单在附子等，更在节制阳气之耗散也。至于临床，扶阳乃因病证不同而治法有别，或有增强能量代谢者，或有降低能量消耗者，皆是保存阳气、恢复机能、痊愈疾病之法度。

阳明病主要分为经证与腑证，治在感染性疾病发热的极期，其治则在于降低能量消耗、避免阳气过度透支为主。此外，阳明病尚有栀子类方，其治病位在于局部的炎症，如消化系统，即病位在胃家。本篇主要总结栀子类方的组方与化裁规律，而此类规律在经方六经辨证体系中是相通的。

栀子苦寒，具有泻火除烦、清热利湿、凉血解毒的功效，可以用于热病心烦，湿热黄疸，淋证涩痛，血热吐衄，目赤肿痛，火毒疮疡等，其作用与栀子解热、抗炎、镇痛镇静、抗病原微生物等药理作用相关。经方中用栀子包括栀子豉汤、栀子甘草豉汤、栀子生姜豉汤、栀子厚朴汤、栀子干姜汤、枳实栀子豉汤、栀子柏皮汤及栀子大黄汤、茵陈蒿汤等九首，栀子类方具有鲜明的辨证论治特色，主要以治疗局部炎症为主。

发汗、吐下后，虚烦不得眠，若剧者，必反复颠倒，心中懊恼，栀子豉汤主之；若少气者，栀子甘草豉汤主之；若呕者，栀子生姜豉汤主之。

本条文讲了三个方子，为栀子随证加减的体现。所谓反复颠倒，心中懊恼，为胃食管反流病的主要表现。发汗吐下后皆伤阳，中焦阳气受损，肠道蠕动功能减弱，导致反流加重，即所谓胸膈郁热，与栀子降火除烦，即发挥其抗炎作用。淡豆豉本豆类蒸晒而成，《名医别录》谓其能治"烦躁满闷"，现代药理学发现淡豆豉含有生物活性物质大豆异黄酮，其具有植物雌激素样作用，而雌激素可以使人情绪舒缓，可缓解焦虑、疲乏、抑郁的症状。胃食管反流病是典型的心身疾病，在《伤寒论》中讨论的一个原因是因为其易在外感疾病中诱发，故栀子豉汤最早在"太阳病篇"中被提及，同理，泻心汤类方治疗的胃病也容易被外感疾病诱发，故亦在"太阳病篇"被最早讨论。

发汗，若下之，而烦热、胸中窒者，栀子豉汤主之。

伤寒五六日，大下之后，身热不去，心中结痛者，未欲解也，栀子豉汤主之。

所谓"胸中窒者""心中结痛者"，为酸性反流物刺激食管上皮下的感觉神经末梢所引起，反流物也可刺激机械感受器引起食管痉挛性疼痛，严重时可为剧烈刺痛，向背、腰、肩、颈部放射，酷似心绞痛，皆可与栀子豉汤加减。

阳明病，脉浮而紧，咽燥口苦，腹满而喘，发热汗出，不恶寒反恶热，身重。若发汗则燥，心愦愦反谵语。若加温针，必怵惕、烦躁不得眠。若下之，则胃中空虚，客气动膈，心中懊恼，舌上苔者，栀子豉汤主之。

此处的阳明病，泛指消化道功能障碍。阳明经证脉大，与白虎汤，腑证脉滑而疾或沉滑有力，与承气类方。此处出现浮紧脉，因食管痉挛性疼痛，故致脉浮而紧，非太阳病也。发热汗出，不恶寒反恶热，说明病在阳明病阶段，若下过早或本有脾阳虚证，则必伤脾阳，导致胃食管反流加重，上越膈肌之上，舌上苔者，为湿热之征，可与栀子豉汤清热化湿。

栀子豉汤证尚须与结胸正相鉴别，如条文：

阳明病，下之，其外有热，手足温，不结胸，心中懊恼，饥不能食，但头汗出者，栀子豉汤主之。

下利后更烦，按之心下濡者，为虚烦也，栀子豉汤主之。

如果是胃肠蠕动功能障碍导致的食物由肠反流至胃，刺激贲门处，即心下，则剑突处按之则痛，是为小陷胸汤证。胃肠蠕动障碍，腹腔压力增加，夹带胆汁反留，则表现为口苦、腹满，为碱性反流。栀子豉汤往往是按之心下濡，为虚烦，此虚乃指并无有形之实聚积，为酸性反流。

若少气者，栀子甘草豉汤主之；若呕者，栀子生姜豉汤主之。

少气加炙甘草，炙甘草甘温平补而和缓，虽有参、芪补益之功，但并不助烦热。若栀子豉汤证伴有呕吐之症状，则原方加生姜，孙思邈推生姜为

"呕家圣药"，加生姜温胃止呕。

伤寒下后，心烦腹满，卧起不安者，栀子厚朴汤主之。

大病差后，劳复者，枳实栀子豉汤主之。

伤寒，医以丸药大下之，身热不去，微烦者，栀子干姜汤主之。

当进食过饱，尤其是夜晚平卧睡眠后，更容易发生反流，胃酸刺激食管导致"卧起不安""病差后劳复"等现象，栀子厚朴汤给予厚朴、枳实行气导滞除满，促进胃肠蠕动，减轻反流。腹满症状不甚者，与枳实，破气消积，化痰散痞，行积滞之内停。若下法伤阳，脾阳虚弱，运化无力，则胃肠蠕动进一步障碍，反流加重。心烦郁闷，则与栀子清热，干姜温脾，寒温并用，并行不悖，此处用干姜，乃示范寒温并用之法，其中温法，更在理中建中汤、吴茱萸汤、四逆汤等之中求之也。

以上皆以栀子方治疗胃食管反流病也，其另一作用，在于治疗黄疸。

伤寒七八日，身黄如橘子色，小便不利，腹微满者，茵陈蒿汤主之。

阳明病，发热汗出者，此为热越，不能发黄也。但头汗出，身无汗，剂颈而还，小便不利，渴饮水浆者，此为瘀热在里，身必发黄，茵陈蒿汤主之。

酒黄疸，心中懊侬或热痛，栀子大黄汤主之。

伤寒，身黄发热，栀子柏皮汤主之。

栀子可清热利湿，其具有保肝、利胆之作用，可用于治疗黄疸，黄疸病人如若大小便不利，则胆红素无由排出之路径，必致黄。酒家每多酒精肝、脂肪肝，损伤肝功，又酒精烧灼食道、胃肠黏膜，故多心中懊侬或热痛之症。茵陈蒿汤与栀子大黄汤皆以栀子配伍大黄，以促进胆红素排出，进而阻断胆红素的肠肝循环。

若不便秘者，可与黄柏清利湿热去肤黄。倘若便秘者，非不能用也，当在六经中求之。

无论是胃食管反流病或是黄疸，大便通畅对疾病恢复都是有利的，所谓"伤寒，发汗已，身目为黄，所以然者，以寒湿在里，不解故也。以为不可下也，于寒湿中求之"，此不仅黄疸存在寒湿在里之证，胃食管反流病亦然。大便通畅与否不仅反映胃肠蠕动功能，更是祛病之门。外感热病不仅本身耗伤脾胃阳气，其误治更是如此。脾阳不足，胃肠蠕动障碍，大便不通，腹压增加，胆红素排出障碍，则反流与黄疸诸病悉出。故有因与寒湿者，当从寒与湿中求之，如心烦腹满，卧起不安之栀子厚朴汤证，虽用厚朴、枳实之行气，若中焦脾胃阳气不足者，则行气乏力，其右关脉沉者，但加理中汤无妨，关以下沉者，则与大建中汤合用，尺脉沉或脉微细者，与四逆汤。若肝寒犯胃，可见食谷欲呕、头痛欲裂等症，必见左关沉弦紧等阴脉，吴茱萸汤用之无妨。若见肝阳升发不足，左脉沉弦细弱者，则栀子类方可与乌梅丸联用。至于小便不利，渴于饮水，舌苔水滑者，此水气也，则合五苓散无碍，若脉细者，则养血利水，即当归芍药散之法。寒湿者作黄疸，更可与茵陈术附汤加减治之。或因于寒、湿、虚、瘀等矛盾者，随证加减治之也。至于其与下法联用者，不仅限承气类方，更在恢复中焦脾胃阳气，以使其功能恢复正常也。

栀子类方是治疗局部炎症的一类阳明类方，其本身是可以作为一类"模块"处方，在六经辨证的情况下，根据具体病、脉、证与六经处方化裁联用，以发挥其最大效力。

阳明病在外感热病中主要分为经证与腑实证，皆以降低能量消耗为主，其中阳明腑实证以急下存阴为法，避免过度的体液丢失带走热量所致阳气损耗。阳明腑实证以三承气汤为代表处方，而临床实践中，外感热病如果出现不大便、大便硬等情况，也常常遇到里虚寒凝的情况，以脉象为凭。处方恢复胃肠功能，对外感热病的治疗有增效并减轻副作用的作用。三承气汤法属下法的一种，而下法是中医八法之一，不仅可以治疗外感热病，亦可以治疗内伤杂病，其根本目的在于恢复中焦脾胃阳气，增强运化机能，及时排出病理代谢产物，所谓"下"既是现象也是手段。而所下之物，不仅限于腑实之积滞，更可下痰饮、瘀血等病邪，以减轻阳气消耗或扫除阳气运行的障碍，使阳气充足，周流顺畅。而所下之法，亦有多种，不仅限于三承气汤之寒下法也。

胁下偏痛，发热，其脉紧弦，此寒也，以温药下之，宜大黄附子汤。

脉紧弦为寒邪作痛之象，痛处在胸胁之下处，即升结肠处，升结肠处食物残渣须克服地心引力上行，须阳气推动。阳气不足，食物残渣滞留升结肠处，即作胁下偏痛，以附子细辛扶阳散寒，解热解痉，合大黄泄下积滞、推陈致新，为温下法也。其人久患阳虚，故扶阳气乃可下之病去，非也则加重脾虚之证，病不能除。温下法，当扶三阴之阳气，若舌质淡，右关脉沉弱并聚者，可与温脾汤下之。若脾虚湿滞者，可与平胃散。尺脉沉者，下焦阳气弱也，可与桂附，内伤杂病中，肾气虚者司二便之能欠佳，可合用肾气丸加肉苁蓉。左关脉沉弦紧者，属肝阳不足，合用吴茱萸，配党参、大枣等下之，下之乃不伤正气也。更有虚寒甚者，虽硝黄等不能下之也，必扶助三阴阳气，乃可为下。或有因与气滞者，当行气乃能下之。

所谓"痛而闭者，厚朴三物汤主之"，乃气滞所致大便之闭。气滞，为空腔器官蠕动障碍，乃以大剂厚朴配伍枳实、大黄行气导滞、止痛。若因与寒者，现阴脉，必扶阳而行气，气乃可行，因行气所耗者阳气也，阳气虚颓时，行气者必致耗气。又有厚朴七物汤一方，主治"病腹满，发热十日，脉浮而数，饮食如故"者，此气滞腹满兼病太阳表虚证者，乃与厚朴枳实大黄行气导滞，与桂枝法解外也。太阳阳明者，治法则太阳阳明同治，治太阳者，或麻或桂，治阳明腑实者，或寒或热或寒温并用，观其脉证也。行气者，又有橘枳姜汤一法，可行气排浊，用于脾虚气滞、痰湿壅滞而不大便，见舌苔厚腻、右关脉滑聚无力者。橘皮、生姜之辛温，可散胸中之饮邪，枳实苦辛，可泄胸中之闭塞，此方又可治胸痹属气滞而痰饮闭塞胸中也。

支饮胸满者，厚朴大黄汤主之。所谓支饮，咳逆倚息，短气不得卧，其形如肿，谓之支饮。此即小承气汤药物，以大黄多，遂名厚朴大黄汤，若厚朴多，即名厚朴三物汤。厚朴除满，可治腹满，亦治胸满。外感热病腹满咳逆上气者，有麻黄证者，可参厚朴麻黄汤法，桂枝证者可参考桂枝加厚朴杏子汤法。内伤病痰饮咳嗽支饮者，其胸腹满者，气机必滞。腹满除，膈肌下移，胸腔乃有适当容量则可缓解胸满之症。肺与大肠相表里，厚朴大黄汤导胸中之饮从肠间而去也，下法亦治饮邪也。

病者脉伏，其人欲自利，利反快，虽利，心下续坚满，此为留饮欲去故也，甘遂半夏汤主之。

妇人少腹满如敦状，小便微难而不渴，生后者，此为水与血俱结在血室也，大黄甘遂汤主之。

若心下支饮病人脉伏，饮邪为阴邪寒凝也，虽利，但利后反而呼吸顺畅为之畅快，但心下续坚满，此留饮欲去故，与甘遂半夏汤。当知，此泄下除饮法，必不可伤及脾阳，否则饮邪丛生，法当以温药合之而下。甘遂为逐水峻药，可暂用攻逐水饮，病势急者，非重剂不缓，然切不可过剂，耗损阳气，中病即止也。其脉必伏而有力，否则当合温药。大黄甘遂汤主治疗水与血俱结在血室，少腹满如敦状者，今见子宫癌等妇科疾病，妇科肿瘤易现腹水，如血性腹水时，则为水与血俱结在血室，与甘遂下水，阿胶养血，大黄下之。

大黄配伍甘遂乃逐水泄热之法，可除腹水、胸水，又如大陷胸汤。

太阳病，重发汗而复下之，不大便五六日，舌上燥而渴，日晡所小有潮热，从心下到少腹硬满而痛不可近者，大陷胸汤主之。

伤寒十余日，热结在里，复往来寒热者，与大柴胡汤。但结胸无大热者，此为水结在胸胁也，但头微汗出者，大陷胸汤主之。

此方可用于治疗胸水、急性胰腺炎、急性肠梗阻、肝脓肿、渗出性胸膜炎、腹膜炎、胆囊炎等属于水热互结者。所谓水热互结，急性炎性渗出也，必除之而后快，攻逐之后，宜养其正。

若胸腔积液、渗出性胸膜炎等因局部炎性病变导致筋膜系统拘挛，牵扯远处筋膜使之痉挛，其病势稍缓者，则宜大陷胸丸加减，如条文"病发于阳，而反下之，热入因作结胸；病发于阴，而反下之，因作痞也。所以成结胸者，以下之太早故也。结胸者，项亦强，如柔痉状，下之则和，宜大陷胸丸"所述。全身的筋膜系统是一个整体，局部的挛缩必然导致其他部位的筋膜紧张性失衡。故结胸者，亦可见如柔痉之状，宜大陷胸丸，使局部炎症消除，水热互结之邪从大便而出，从而缓解筋膜紧张度的失衡。

若水走肠间，沥沥有声，谓之痰饮，如腹满，口舌干燥，此肠间有水气，己椒苈黄丸主之。大陷胸丸用葶苈子，己椒苈黄丸亦用之。葶苈子可泻肺平喘、利水消肿，其可抑制水通道蛋白，亦有强心苷样作用，己椒苈黄丸乃泄肠间水气之法。又有葶苈大枣泻肺汤一方，乃可用于饮结胸胁，肺气闭塞，咳喘胸满之症，然其性泄利易伤正，用于实证，若病人素患阳虚，则应适当配伍温阳益气之药，方能发挥其作用。

下法可祛饮，亦可除瘀。

太阳病不解，热结膀胱，其人如狂，血自下，下者愈。其外不解者，尚未可攻，当先解其外。外解已，但少腹急结者，乃可攻之，宜桃核承气汤。

太阳病六七日，表证仍在，脉微而沉，反不结胸，其人发狂者，以热在下焦，少腹当硬满，小便自利者，下血乃愈，所以然者，以太阳随经，瘀热在里故也，抵当汤主之。

阳明证，其人喜忘者，必有蓄血。所以然者，本有久瘀血，故令喜忘。屎虽硬，大便反易，其色必黑者，宜抵当汤下之。

外感热病，如流行性出血热、腺病毒感染等侵犯泌尿系统时则可能会出现尿血的症状，在外证已解的情况下，但少腹急结，情志异常者，乃可攻之，宜桃核承气汤。从解剖位置上来说，泌尿系统邻近消化系统，泌尿系的感染可由邻近器官经淋巴感染或直接蔓延从而加重感染，治法上即化瘀与泻下并用，改善盆腔循环，抵抗盆腔炎症，血自下，瘀血排出，下者愈。

小便自利，少腹硬满或膀胱满急，屎虽硬，大便反易，其色黑者，情绪烦躁或记忆力减退，为宜抵当汤证可见之症状，为膀胱或者消化道瘀滞所致，以抵当汤，缓者以抵当丸逐瘀血、破血积、化坚痞癥瘕。抵当汤用水蛭、虻虫，乃血肉有情之品，其久病瘀血者，较桃核承气汤为适宜。又有下瘀血汤一方，用桂枝、大黄配伍䗪虫也。

肠痈者少腹肿痞，按之痛如淋，小便自调，时时发热自汗出复恶寒，其脉迟紧者，脓未成，可下，当有血，脉洪数者，脓已成，不可下也，大黄牡丹皮汤主之。

肠痈之为病，其身甲错，腹皮急，按之濡如肿状，腹无积聚，身无热，脉数，此为肠内有痈脓，薏苡附子败酱散主之。

阑尾炎未化脓者，仍属单纯性阑尾炎，刺激尿路，导致类似淋证的表现，因其炎性感染，会出现类似太阳病表证的表现。脓未成可下，大黄牡丹皮汤主之。痈脓成，薏苡附子败酱散主之。应用此方治疗阑尾炎，不必拘泥于局部热证也。若脉沉，舌白腻，但加砂半理中汤无妨，可增效；若手足厥寒，脉细欲绝，但加当归四逆汤（或加吴茱萸生姜），乃疗效加成。此治肠痈二方一急一缓，当于六经辨证中应用，乃能发挥最大效力，不必仅拘泥于局部之热证而不见全身也。

至于温下之法，尚有巴豆类方。经方如走马汤治中恶心腹胀痛，大便不通。三物备急丸治中恶客忤，心腹胀满刺痛，口噤气急，停尸卒死者，是治疗急性病卒死的，多见于腹压突然增高导致的心绞痛发作。又如九痛丸，用以人参、干姜、附子、吴茱萸暖三阴，巴豆温下，因腹压升高导致心跳加快，心肌耗氧量增加，而诱发心绞痛，故温下以缓急。温下法尚有治疗寒实结胸的三物白散，与大陷胸汤治疗热证结胸相反，以桔梗排脓、贝母化痰、巴豆温下，亦可治寒性肺痈。

下法不仅在外感热病的特定阶段、证型中常被用到，在内伤杂病中亦有广泛的应用，而无论是寒下还是温下，皆要以脾胃阳气充足为条件，否则阳气不足，运化无力，虽下乏功。既要注意到下法在各类疾病中的应用价值、应用指征，也要注意到在六经辨证的整体观下灵活应用下法，使邪去正安。

白虎汤法代表的是阳明经证的治法，而典型的阳明经证的局面不会持续过长时间，所以在治疗感染性疾病属此期者，要把握住时机。避免能量透支，就是保存阳气；保存阳气，就是保存生机。

少阳病篇

# 经方扶阳法类方要义之柴胡类方（一）

少阳病，经方扶阳法将其定位在半表半里，具体是指体细胞与循环系统之间的细胞间基质–纤维网络系统，并包括循行在其中的淋巴系统。细胞间基质–纤维网络系统及运行于其中的淋巴系统的阳性病变，称为少阳病，若其间发生的阴性病变，则称为厥阴病。因为全身的膜系统涉及范围广大，所以其涉及的病位亦十分广泛。

根据六经的结构观，半表半里在经方中有确定的病位。太阳病所体现的表证定位在皮肤及其附属器官、黏膜、循环系统的阳性病变，少阴病为此病位阴性病变。阳明病与太阴病体现消化系统的亢奋与抑制性的病变。而少阳与厥阴定位在半表半里，即全身的膜系统包括胸腹膜及淋巴系统上。半表半里，即胸膜、腹膜及附近的淋巴组织等，当邻近的脏腑、器官出现了炎症肿胀时，组织间液即会增多，会刺激肌筋膜纤维网络系统痉挛，产生种种不适，故少阳病涉及的病症可以包含三焦病变。胸胁部位是包裹绝大多数脏器的胸膜、腹膜最集中的地方，当胸胁部肌筋膜纤维网张力增高以后，会形成胸胁苦满之症，即少阳病的典型症状。

数量庞大且各具功能的活体细胞并非简单堆砌在一起就能构成具有完整功能的器官并最终组成人体，而是必须由细胞间基质–纤维网络系统充当其骨架、填充剂、黏合剂并成为细胞间物质、能量、信息交换的媒介。但当局部炎性刺激导致痉挛，或外伤或缺乏运动时，就会通过纤维和胶性基质形成"阻塞"。

当邻近的组织器官张力增高，会刺激到膜系统，或如胸腹膜系统本身的张力增高，产生红肿热痛之变，亦会压迫刺激邻近的器官，导致各种各样不同反应的疾病，此即少阳病症状多端的原因。如果刺激到淋巴免疫系统，会影响到阳气的表里出入，即会出现往来寒热之症。如刺激到胃脘部及纵隔处，即会出现心烦喜呕之症。如肌筋膜受到刺激张力异常，循经上扰，即影响到眼耳口之孔窍，就会出现口苦咽干目眩之症，因张力异常，刺激的部位不同，少阳病表现出的或然症即会非常多。而肌筋膜的张力增高，在脉上就会表现为弦脉。

在宏观上，半表半里表现为肌筋膜及淋巴系统，在微观上，表现为细胞间质。全身的肌筋膜系统为一个封闭的腔，血管和神经被有序地包裹在此腔之内，筋膜所构成的空腔是有张力的，张力的传导会出现力线，力度和方向性即构成了矢量，矢量的投影即可以解释经络学说。组织之间纤维网络支架和遍布其中的细胞间基质是细胞的外环境，可以调控表里功能，并调控表里之间的物质交换。

半表半里是一个结构，半表半里阳证核心病机是分布于半表半里的组织间液增加，进而导致半表半里组织肿胀，张力增高，脉象上以左脉弦为主，治疗上以减少张力、降低代谢水平、舒缓肌筋膜为主，代表方为柴胡剂类方。厥阴病是半表半里的阴证，它的核心病机是分布于半表半里组织的组织液减少，纤维肌筋膜系统萎缩、痉挛、代谢水平低下为主的态势，脉象以左脉弦伴有沉细无力为主，治疗上要加强机体纤维系统代谢水平，增加组织间液分泌，舒展壮大筋膜系统为主。

少阳病治以柴胡类方，半表半里对身体传递的是张力，当其产生阳性病理改变，会刺激大脑皮层，表现为烦躁、焦虑不安之症，反应性增强。柴胡类方之证表现为代谢产物的堆积引起半表半里组织的亢奋，治法当和解少阳，减少过度的热性刺激，降低大脑皮层的兴奋性，与柴胡类方和解少阳，清散郁热，疏肝解郁，镇静安神。然则治半表半里，亦不离六经，因其在里涉及的是细胞，在外涉及循环，半表半里的异常，会影响到在里的细胞，导致其功能低下，而在表循环机能低下，也会影响到半表半里阳气充足与否，故要治疗半表半里之疾，在某些时机，也要从循环层次、细胞层次上考虑，即通过调节太阳与少阴、阳明与太阴来解决半表半里的问题，六经原来是一经。

少阳病以小柴胡汤为主方，而小柴胡汤亦须在六经中应用。

伤寒五六日，中风，往来寒热，胸胁苦满，默默不欲饮食，心烦喜呕，或胸中烦而不呕，或渴，或腹中痛，或胁下痞硬，或心下悸，小便不利，或不渴，身有微热，或咳者，与小柴胡汤主之。

少阳病血弱气尽，阳气不足，正邪交争并非剧烈，因半表半里涉及病位范围广泛，故症状多端，然治法以柴胡疏通筋膜为主。少阳病虽是半表半里之疾，但治疗半表半里须从中焦脾胃调集阳气，故以炙甘草、人参、生姜、大枣温里，以半夏降逆止呕，以柴胡清散郁热，和解少阳。小柴胡汤证后附加减法如：若胸中烦而不呕，去半夏、人参，加栝楼实一枚，因不呕，则脾胃阳气尚可，加栝楼实，即天花粉清热生津除烦。若渴者，去半夏，加人参，合前成四两半，栝楼根四两。若腹中痛者，去黄芩，加芍药三两，因芍药可解痉止痛，舒缓平滑肌痉挛。若胁下痞硬，去大枣，加牡蛎四两，牡蛎可软坚散结也。若心下悸，小便不利者，去黄芩，加茯苓四两，此心下悸，乃胃中饮邪也。若不渴，外有微热者，去人参，加桂三两，温覆取微汗愈，不渴，去人参生津，加桂枝乃解肌发汗退热也。若咳者，去人参、大枣、生姜，加五味子半升，干姜二两，若是脉弦象明显，尚可加细辛，即小青龙汤姜辛味夏祛除痰饮之组合。

若左脉弦滑者，病在少阳。小柴胡汤和解少阳须从中焦脾胃调剂阳气，脾胃虚寒时，则少阳病阳气无由来之原，故病不能解，若有关沉者，见肝之病，知肝传脾，可与理中汤。右关至迟皆沉者，乃加大建中汤。尺脉沉细紧者，寒凝甚，加附子细辛以温阳散寒，并可治孔窍之疾病，如鼻炎、耳鸣、目赤等症。伴尺脉滑而有下焦湿热诸症，可与小柴胡汤加二妙散。少阳三焦亦为水液代谢之通路，若少阳脉并见舌苔水滑者，可合用五苓散，若脉细者显，血分不足，合用当归芍药散，养血利水也，亦后世逍遥散之由来。若兼见右脉浮滑上冲者，乃三焦不通，肺胃之气不降，可合用竹叶石膏汤，可以治疗气逆烦躁、疲劳诸症。若左寸沉弱者，心阳不足，则少阳阳气鼓动无力，与桂枝。左关脉沉弦夹滑者，病本厥阴，若以厥阴法乌梅丸、吴茱萸汤等治之，可有化热之患，则合用小柴胡汤。若关脉滑聚者，肝郁化热，肝木克伐脾土所致气滞者，可与枳实芍药，舌苔白腻者，脾虚湿浊内生也，可与橘枳姜汤。左脉偏细者，小柴胡汤以可与养肝血之法同用也。

小柴胡汤治外感发热属少阳者，柴胡用量宜大，柴胡本身有解热作用。其所治者，亦可涉及内伤诸疾，因半表半里所涉及范围广泛，除了小柴胡汤后附加减法，柴胡类方系列本身包含随证加减的法度，然其加减法度更在六经。在内伤杂病中，以柴胡疏肝解郁之作用，可治疗如焦虑、抑郁诸疾病，然必以脉象为凭，不可动辄言情志病以柴胡法。柴胡有保肝利胆之作用，肝胆诸疾，亦有可用之机，可治疗肝病、胆囊疾患病胸胁苦满者。

现代药理学证明，柴胡具有解热、抗炎、抗病原微生物抗内毒素、促进免疫功能及镇静、镇痛、镇咳、抗癫痫、保肝、利胆、抗抑郁、舒张内脏平滑肌等作用。其药理作用广泛，既可解表，又能治里，所治者众多，然善用柴胡者，必从六经中求之。

半表半里有枢机之用，病位涉及广泛，少阳病的治疗亦需要从里部调集能量，其加减法亦为六经共有之加减法，应用柴胡剂要在六经辨证中考量，方能发挥出柴胡剂的功效。

# 经方扶阳法类方要义之柴胡类方（二）

柴胡类方因作用广泛，涉及证治比较多样。本篇主要讲柴胡类方四逆散之证治加减。

少阴病，四逆，其人或咳，或悸，或小便不利，或腹中痛，或泄利下重者，四逆散主之。

此气郁之证，非真少阴病，以柴胡炙甘草疏肝解郁，白芍枳实行气破滞，四逆散乃行气解郁之要药。此处的少阴病乃言四逆散证手足逆冷，非少阴病，乃与少阴病相鉴别，这样的文法在《伤寒论》中并不少见。四逆散证的手足逆冷，是由于筋膜、血管痉挛导致末梢供血不足引起，可由情绪引发。如果气道痉挛可引起刺激性的干咳，柴胡有镇咳作用。焦虑紧张时，血管系统痉挛会导致心悸，柴胡有镇静、舒张血管的作用。尿道痉挛导致神经性尿频，柴胡有镇静作用，通过镇静，即中医所讲疏肝解郁的作用，配伍白芍来缓解痉挛。腹膜、肠管痉挛导致腹痛，或者消化不良导致腹泻、里急后重或者是胆源性腹泻，都是四逆散的主治范畴。柴胡可保肝利胆，枳实、芍药可行气利胆，促进胆汁流出。四逆散证，四逆是由于外周血管痉挛导致供血不足，可由过激的情志异常引起，如发怒、过度紧张等，即肝气郁结之证，柴胡可以疏肝解郁，发挥镇静作用，又可以舒张血管，外周血供不足，以枳实升高外周血压，柴胡、白芍舒张血管，可有效改善外周血循环不足导致的手足冷。白芍解痉，可以缓解肠管痉挛，枳实行气，可以促进肠管蠕动，枳实、芍药相配伍相得益彰，为理气之组合。

四逆散后附加减法：

咳者，加五味子、干姜各五分，并主下痢。悸者，加桂枝五分。小便不利者，加茯苓五分。腹中痛者，加附子一枚，炮令坼。泄利下重者，先以水五升，煮薤白三升，煮取三升，去滓，以散三方寸匕，内汤中，煮取一升半，分温再服。

四逆散之咳者，本治刺激性干咳属肺虚寒、脉弦细者。加干姜、五味子，此加减法在小柴胡汤加减法中出现过。在麻黄类方中，干姜、细辛、五味子这一组合常用来温肺化饮，治疗急慢性肺病。干姜、五味子可治虚寒咳嗽，干姜温肺，如甘草干姜汤，五味子治久咳虚嗽，如饮邪重者，可加细辛、半夏，即小青龙汤法，以姜辛味夏温肺化饮。久咳者，肺必有虚寒，如夹郁热者，右寸脉微滑，可参考小青龙加石膏汤、小柴胡加石膏汤法加石膏等清热止咳药之类，亦可加贝母辛泄苦降、鱼腥草清热解毒等。如夹痰饮、饮邪者，可以温药合之，若因肾气不足，津液不化生痰饮者，参肾气丸法，问小便之多寡等以验肾气代谢水液能力之盛衰，久咳者，当虑是否责之于肾。少阳病血弱气尽阳气虚，容易出现肺中虚寒之证，故其咳常以干姜伍五味子治之，但临证之时，当考有无实邪，有痰饮者，当以治痰饮法治之。有瘀者，脉弦细涩，当化瘀。若内有久寒，脾土不能生肺金者，但当培土生金。少阳病，脉弦细，细者，固有血分不足，其干咳者，可与当归润肺止咳。若肺中久寒，脉沉弦而细者，平素即见手足逆冷，则可合用当归四逆加吴茱萸生姜汤，加四逆散解痉止咳，解除气道痉挛，若咳者日久，又可加全蝎、地龙、木香等加强解痉止咳之作用。四逆散所治之咳，脉弦细，血气不足加之肺中气道痉挛也，加干姜、五味子可治肺中虚寒、气道痉挛之咳嗽，临证若遇兼证，随证治之。

悸者，加桂枝，通心阳也。四逆散证之心悸，多与情绪紧张有关，桂枝可以强心，又有镇静作用，此柴胡配伍桂枝之法。若由于饮邪阻遏心阳所致之心悸，与苓桂剂，温阳化饮。若心下悸者，为水停心下，胃部胀满，不欲饮水者为饮邪，与小半夏加茯苓汤、茯苓甘草汤之类也。心悸者，尚有因腹中寒所致者，可与桂枝加桂汤。过于紧张、烦怒者所致者，可合桂枝甘草龙骨牡蛎汤，皆柴胡配伍桂枝之法。柴胡配桂枝，不仅可以治内，亦可以解外，如柴胡桂枝汤、柴胡桂枝干姜汤治伤寒。

小便不利者，加茯苓，《神农本草经》言茯苓主忧恚惊邪恐悸，利小便。四逆散所治之小便不利，可见于神经性尿频，多见于精神过于紧张者。柴胡剂又可治水液代谢障碍之小便不利。三焦者，水谷之道路，若胸腹膜痉挛，影响水液代谢，则可治之柴胡五苓散。若是淋证如尿路感染见脉弦细者，则可治以柴胡剂佐清热利湿药，如茯苓、瞿麦等，尿路感染有尿路刺激征，小便多致口渴者，可与天花粉生津止渴，瞿麦配瓜蒌，乃瓜蒌瞿麦丸法，可治急慢性尿路感染，又以附子、山药温阳补脾，可以提高尿道黏膜免疫。以小柴胡汤合猪苓汤可以用于治疗肾盂肾炎症见寒热往来，小便不利，心烦喜呕者。

腹痛者，乃腹膜、腹部肌肉、肠道痉挛，阳虚寒凝也，加炮附子。四逆散乃行气解郁之药，素有阳虚者，阴脉也，当扶阳，右关尺偏脉沉者但加附子理中汤无妨。疏肝行气解郁，必以阳气充足方能行之，阳虚者，当扶阳，行气乃有动力。若阳脉涩，阴脉弦，法当腹中急痛者，先与小建中汤，不差者，与小柴胡汤等柴胡剂主之。此腹中痛脉弦涩者，本有生化不足之本，故脉细涩，又患痉挛，故脉弦。涩者，轻取于血管上壁处最易得之，往来不甚滑利也，故言阳脉涩，少阳病本血弱气尽脉不浮，患痉挛者稍重按即得弦脉。弦者亦主痛，又如寒疝腹中痛及胁痛里急者，当归生姜羊肉汤所主之证。故四逆散所治之腹痛，阳虚者扶阳，阴弱者健运化复行气解痉也。

泄利下重者，以薤白。下重者，气滞也，薤白辛开行滞，苦泄痰浊，上可温通胸阳而散阴寒之结，下能通滞行气以治下重，均取薤白善于条达凝郁之故也。大便稀溏、里急后重者，可与薤白，后世以薤白能治腹泻者，即出自四逆散之加减法。

四逆散所治气郁者，脉弦，若脉象偏沉弦者，素有久寒，可与吴茱萸温之。或以吴茱萸易柴胡，成吴茱萸、枳实、白芍、炙甘草之组合，治陈寒之气郁，待脉象转阳，再以柴胡治之。然吴茱萸味苦辛，胃气素弱之人，可与炙甘草、生姜、党参、大枣制衡其反胃之性也，即吴茱萸汤也，吴茱萸汤可配伍枳实、芍药，温阳行气也。

四逆散或然症诸多，治杂病者，皆表现为边缘－筋膜－平滑肌系统肌张力增加之象。筋膜、肌张力增高，反映在外周即手足冷，反映在腹部则腹痛、泄利下重，反映在尿路即神经性尿频，反映在气道则干咳、气紧，反映在心脏则心慌。阳证以四逆散，阴证以吴茱萸汤，柴胡、吴茱萸皆有中枢镇静作用。干呕，吐涎沫，头痛者，吴茱萸汤主之。干呕者，胃痉挛，头痛者，神经血管性头痛，皆筋膜、平滑肌痉挛之症。四逆散在外可见边缘–筋膜–平滑肌系统张力增加之症，在内可治胆道、胰腺疾病，四逆散可利胆、利胰，以其可以减轻腹压之故也，若因与寒者，必以温阳，则行气方能有动力可为调动，否则气滞不除。

四逆散在治疗外感病时也有应用。外感初起，表现为发热前驱期，前驱期许多发热疾病可无此期症状。此期症状持续时间，根据发热疾病的具体情况而不同，主要表现为全身不适、疲倦乏力、腰背及四肢痛、头痛、食欲减退、情绪不稳定、低热等，全身筋膜、血管皆痉挛，即为散热减少做准备，此时可与四逆汤或者加生姜大枣等主之。此时宜与"少阴病，始得之，反发热，脉沉者"的麻黄附子细辛汤证相鉴别，四逆散的脉象是寸部脉与尺部脉皆沉弦细脉，独两侧关脉为滑脉或滑聚脉，此处为不同。以四逆散为主方加减是可以用来治疗外感发热前驱期病症的，其与麻黄附子细辛汤证应相鉴别。

见肝之病，知肝传脾，当先实脾，在以四逆散疏肝解郁的治疗中，勿忘审脾阳之盛衰，一则可避免传变，一则可与疏肝以动力，其余加减法，亦在六经中。

# 经方扶阳法类方要义之柴胡类方（三）

本篇以小柴胡汤加减法为线索，串连柴胡诸方，总结柴胡剂加减化裁之规律。

伤寒五六日，中风，往来寒热，胸胁苦满，默默不欲饮食，心烦喜呕，或胸中烦而不呕，或渴，或腹中痛，或胁下痞硬，或心下悸，小便不利，或不渴，身有微热，或咳者，与小柴胡汤主之。

后加减法：

若胸中烦而不呕，去半夏、人参，加栝楼实一枚。

若渴者，去半夏，加人参，合前成四两半，栝楼根四两。

若腹中痛者，去黄芩，加芍药三两。

若胁下痞硬，去大枣，加牡蛎四两。

若心下悸，小便不利者，去黄芩，加茯苓四两。

若不渴，外有微热者，去人参，加桂三两，温覆取微汗愈。

若咳者，去人参、大枣、生姜，加五味子半升，干姜二两。

感受外邪后，机体并没有做出类似太阳病或者阳明病的抗病反应，而是在五六日的时间内，出现全身不适、疲倦乏力、消化不良、情绪不稳定、心悸、胸胁不适、小便不利、咳嗽、发热与恶寒反复出现等"中风"症状，但不必悉具。这与少阳病血弱气尽的身体状况有关，阳气不足，抗邪乏力，正邪相争反复。抑或是素有慢性肝病合并胆囊疾患的病人外感，同时伴有了胆源性消化不良的症状，都是小柴胡汤的干预范畴。所谓伤寒中风，有柴胡证，但见一证便是，不必悉具，这与柴胡独特的药理作用有关。柴胡味苦、辛，微寒，具有疏散退热、疏肝解郁等作用。现代药理学研究表明，柴胡具有退热、促进免疫功能、抗炎、抗病原微生物、保肝利胆、抗抑郁等作用。柴胡广泛的药理作用，决定了柴胡剂的广泛应用。

"若胸中烦而不呕，去半夏、人参，加栝楼实一枚。若渴者，去半夏，加人参，合前成四两半，栝楼根四两。"少阳病柴胡证往往可表现出紧张胸闷、焦虑、抑郁等情志异常。当情志不舒时，往往会感觉到"压力"，即膜系统张力增加所致，而胸胁部位是包裹绝大多数脏器的胸膜、腹膜最集中的地方，当胸胁部肌筋膜纤维网张力增高以后，会形成胸胁苦满之症，故可以出现"胸中烦"的表现。呕，是中焦阳气不足、肠道缺血乏氧所致的症状，故与半夏、人参益气降逆。不呕，则去半夏、人参，尚有太阳与少阳合病见可呕者，非半夏、人参所主。太阳与少阳合病，自下利者，与黄芩汤，若呕者，黄芩加半夏生姜汤主之，此证多见于急性肠胃炎上吐下泻之状也。肠道感染，恶寒发热，呕吐下利，故曰太阳与少阳合病。胸中烦者，与天花粉生津除烦、舒缓筋膜，瓜蒌桂枝汤可治柔痉，续津伤以柔筋也。若渴，则去半夏，因其燥湿也，不去人参复加天花粉，以人参益气生津，天花粉生津止渴也。然若呕、渴兼有者，则半夏与天花粉、人参可同用无妨也。柴胡去半夏加瓜蒌汤，治疟病发渴者，亦治劳疟。

"若腹中痛者，去黄芩，加芍药三两。若心下悸，小便不利者，去黄芩，加茯苓四两。"腹中痛，乃中焦阳虚，腹膜、肠管痉挛，消化不良所致，去黄芩之寒，与芍药解痉，若脉沉弱者，但与大建中汤合用无妨。心下悸、小便不利者，乃水饮，脾肾运化水液不足也，去黄芩之苦寒，与茯苓利水。甚者，亦可与苓桂剂，尚有水饮之邪由肾气不足，不能化气行水所致，故水饮当从小便去之，苓桂术甘汤主之，肾气丸亦主之也。

"若胁下痞硬，去大枣，加牡蛎四两。"柴胡剂用牡蛎者，又有柴胡桂枝干姜汤一方，如"伤寒五六日，已发汗而复下之，胸胁满，微结，小便不利，渴而不呕，但头汗出，往来寒热心烦者，此为未解也，柴胡桂枝干姜汤主之"所述。仲景以牡蛎治胁下痞硬或胸胁满，微结，以其能软坚散结也。现代药理学表明，牡蛎所含钙盐可抑制神经兴奋，缓解肌肉痉挛，如胆囊炎患者右胁下拘挛不适者，可以牡蛎缓之。渴而不呕，以天花粉易半夏，胸胁满而微结者，与牡蛎，已发汗而复下之，中伤脾阳，与甘草干姜汤，但头汗出，往来寒热心烦者，外证未解，仍有发热，与桂枝解其外也。血弱气尽脉弦细，伤寒五六日不愈，脾阳不足外证仍在，兼现胸胁满而微结、口渴者，与柴胡桂枝干姜汤。可以看出，此方是仲景在治疗外感疾病时以柴胡剂随证加减而成方，亦可以用于治疗慢性胆囊炎外感见如是脉症者。此方又治疟寒多，微有热，或但寒不热，其内有脾阳不足之证也，故寒多。

柴胡剂见外证未解者，可与桂枝解其外，又如柴胡桂枝汤。如条文言："伤寒六七日，发热微恶寒，支节烦疼，微呕，心下支结，外证未去者，柴胡桂枝汤主之。"支节烦疼可以表现为胆囊炎右肩放射痛，胆囊炎导致消化不良故有微呕之症，心下支结者，与胸胁苦满相类似，右胁下胀满痛也，也可表现为墨菲氏点压痛，外证者，发热微恶寒也，以小柴胡汤和其内，桂枝汤解其外，故曰柴胡桂枝汤。

柴胡证见解外证未除者，与桂枝剂解其外，少阳与太阳合病也。见里证者，太阴寒者与干姜，少阳与太阴合病也。阳明热者合承气，少阳与阳明合病也。

太阳病，过经十余日，反二三下之，后四五日，柴胡证仍在者，先与小柴胡汤。呕不止，心下急，郁郁微烦者，为未解也，与大柴胡汤下之，则愈。

伤寒十三日不解，胸胁满而呕，日晡所发潮热，已而微利。此本柴胡证，下之而不得利，今反利者，知医以丸药下之，非其治也。潮热者实也，先宜小柴胡汤以解外，后以柴胡加芒硝汤主之。

大柴胡汤与柴胡加芒硝汤皆少阳与阳明合病。呕不止，心下急，郁郁微烦者，胆腑郁热、肠道积滞也，腹压为之增加，胆汁流通愈加不通畅者见症也。小柴胡去人参、炙甘草、大枣之甘缓，复加芍药解痉利胆、加枳实－大黄乃小承气法化裁。若因寒凝所致肠道痉挛而胆囊疾患加重者，大柴胡汤可与理中、建中、吴茱萸汤等辈连用，乃可温其脾阳，去其腐秽，此方临床可用于治疗急性胆囊炎、急性胰腺炎、胆石症等属少阳阳明合病者。

胸胁满而呕,少阳胆腑病,日晡所发潮热,阳明腑实证。少阳病,不可发汗吐下,下之则津液愈亏,故下之而不得利,今反利者,知医以丸药下之,非其治也,丸药者,如巴豆类之属,用之则现微利症,以其津亏,不能大下利也。潮热者实也,先宜小柴胡汤以解外,后以柴胡加芒硝汤主之,加芒硝者,清丸药之热毒也。

伤寒八九日,下之,胸满烦惊,小便不利,谵语,一身尽重,不可转侧者,柴胡加龙骨牡蛎汤主之。

少阳病不可吐下,吐下则悸而惊,此属胃,胃和则愈,胃不和,烦而悸,若巳吐、下、发汗、温针,谵语,柴胡汤证罢,此为坏病,知犯何逆,以法治之。

柴胡证未罢者,仍以柴胡法治之。谵语属阳明胃,小便不利属太阳膀胱,不可转侧者,胸胁胀满疼痛也,属少阳胆腑。以小柴胡汤和少阳,加大黄去阳明之燥屎而止谵语,加苓桂增强膀胱之气化以利其小便而平悸,烦惊者,以桂枝甘草龙骨牡蛎汤加重镇之铅丹以安神,去炙甘草之缓而成此方,现铅丹多以其他重镇之品而代替之,可取风引汤法化裁以补铅丹不易取而有毒之不足也。

素有肝病合并胆疾者外感,是柴胡剂的主治范畴之一。柴胡剂还可配伍治疗慢性纤维化性病变,如肝脾肿大、肝硬化等,如条文"病疟,以月一日发,当以十五日愈,设不差,当月尽解。如其不差,当云何?师曰:此结为癥瘕,名曰疟母,急治之,宜鳖甲煎丸"所述,仲景以鳖甲煎丸治疟母,其本质是癥瘕,本方可以治疗慢性纤维化性的病变,延缓病情发展。

柴胡证外可合太阳合病,内可与太阴、阳明合病。而临床上,柴胡剂与少阴病、厥阴病合病的情况也不少见。伤寒六七日,无大热,其人躁烦者,此为阳去入阴故也。病从三阳入阴经少阳,三阴转出阳证亦过少阳,故言少阳为枢。临床上,经方扶阳法根据辨证常以柴胡剂与其他五经用药合用,化裁灵活,非守成方也。

# 经方扶阳法类方要义之柴胡类方（四）

　　柴胡桂枝干姜汤在治疗伤寒局面时，本治少阳病，伴外证未解、太阴寒凝之证，可用于治疗素患慢性肝病合并胆囊炎者新染外感之病。本方乃柴胡剂随证加减而来，少阳胆腑病者，与柴胡黄芩保肝利胆清热。口渴者，与天花粉。胸胁硬满者，与牡蛎软坚散结。但头汗者、小便不利，外证未解，与桂枝解外、温膀胱增气化而利小便。已发汗而复下之，则中伤太阴脾阳，往来寒热者，本太阴虚寒，正邪交争之势弱也。柴胡桂枝干姜之所成方者，禀柴胡剂之加减法也。

　　柴胡桂枝干姜汤不仅可以治疗外感，经方扶阳法亦扩展其应用范畴，亦可治内伤杂病也。

　　根据柴胡、桂枝、干姜独特的药物组合，经方扶阳法亦将其应用在缓解脑力劳动者之精神疲劳、舒缓紧张压力，治疗抑郁、焦虑等属本方证者。

　　柴胡桂枝干姜汤中柴胡可疏肝解郁，黄芩清泄郁热，可治胸胁苦满或胸中烦之症。见肝之病，知肝传脾，与甘草干姜汤暖太阴，与桂枝、牡蛎通心阳、镇静安神，心主神明，心阳充足则神易安。焦躁心烦口渴者，与天花粉消烦渴。其脉象左关脉阳脉弦而阴脉滑，右关部脉弱滑，或兼脉浮者。

　　疏肝者，疏阳气之郁也，阳气不足者，则当扶助阳气而解郁。若脉寸尺俱沉或俱微细者，与附子；脉寸尺沉弦或微弦细者，则与附子、细辛。太阴不足者，右关脉沉弱，与理中汤；右关迟俱沉弱者，与大建中汤；若气逆反胃者，可与旋覆代赭汤降逆气；若肝郁气滞，胃肠蠕动障碍者，可在温阳基础上给予枳实芍药散；若苔白腻者，湿浊内生也，可与橘枳姜汤行气化湿而排浊，或可与温胆汤类合用，亦治夜半醒来，不能作深睡眠者。左脉沉弦者，肝阳不足，与吴茱萸汤。若左脉沉细弦紧而关部微滑者，与乌梅丸合用之，此肝阳不足而郁结也。若兼尺脉滑，与封髓丹，可以抗下焦湿热导致的焦虑、抑郁感。阳气充足，则肝气易疏，肝阳不足则郁，故疏肝者，不离扶阳。恢复胃肠功能，则可有效地拮抗紧张、焦虑、抑郁等症。

脉偏细者，血分不足，可与酸枣仁汤等之属养肝血。舌苔水滑者，当活血利水，与当归芍药散。尺脉细者，肾水不足，不能涵养肝木，可与金水六君煎类，左寸脉滑而上冲者，多气急，与生地黄敛之。肝阳升发无度者，上伐肺金，右寸脉滑者，治以佐金平木，与麦门冬汤肃降肺气，主治节，肝阳升发无度者，必损耗阳气，降肺气以敛阳。左脉弦滑，右寸关浮滑上冲者，以柴胡桂枝干姜汤合竹叶石膏汤，抗疲乏效果较好。

若平素感紧张、压力，可从松解筋膜痉挛入手治疗，可与虫类药如全蝎、蝉蜕等，并可治痉咳。脉弱者，则可与柏子仁、山茱萸等药养肝，养肝之体，则可营养筋膜也。

气滞若有积食者，关脉滑聚，舌苔黄，可与温脾汤。若有瘀血者，脉涩，可与抵当汤、下瘀血汤类。若有痰浊者，则脉滑，可与瓜蒌薤白半夏汤类，瓜蒌泄下，薤白又治泄利下重，据病情不同而调整配比。若胸闷有水饮者，右寸脉亦滑，可与茯苓杏仁甘草汤类；若寸脉弦者，可现胸水，按结胸治之。

若烦惊者，与桂枝甘草龙骨汤合用之，并可加重镇安神之药，可参风引汤法，但当须考虑脾胃运化之能力，太阴不足者，当运化太阴方能合用之。若肾阳不足，不能以火生土者，关尺皆沉，则须温脾肾阳气也。

柴胡桂枝汤治疗情志病、抗焦虑抑郁、抗脑力劳动者疲乏状态有较好的作用。然则须有是证，用是方，其加减变化则在六经中亦。其方亦可与六经方同用，以适应临床复杂之病症，观其脉证，随证治之也。

太阴病篇

# 经方扶阳法类方要义之太阴类方（一）

和"少阳病篇"类似，"太阴病篇"在《伤寒论》中的篇幅同样很短，其内容同样或明显或隐晦地呈现在"太阳病篇"中。其实不只太阳病，在六经辨证体系中，太阴类方都是经方扶阳法尤其重视的存在，是保胃气、增加气化要用到的重要手段，也是打开通过调整胃肠功能进而祛病之门的钥匙。

太阴之为病，腹满而吐，食不下，自利益甚，时腹自痛。若下之，必胸下结硬。

此提纲描述太阴病的典型症状，类似于西医学所讲的消化不良。胃肠蠕动功能障碍，食物停留时间长则胃胀腹满，不能向肠道方向蠕动则易引起呕吐或者打嗝、反酸，消化不良可以表现为便秘或者腹泻，食物在胃部停留时间过长则容易形成毒素进一步抑制胃肠功能。消化不良也会造成胃肠菌群紊乱，进而导致腹泻。所谓自利益甚，益者，更加也，太阴体质的人平素既有下利之症，如感受邪气后则更加容易腹泻。时腹自痛，如消化道疾患十二指肠溃疡之类，则疼痛易呈周期性、节律性发作。太阴病者，本质乃脾胃虚寒之证，不当以承气法下之，若下之伤及中焦脾胃阳气，则更加有碍胃肠功能，加重胃胀腹满等脾胃虚寒之证。

长期消化不良会造成营养不良，如男子面色薄者，主渴及亡血，卒喘悸，脉浮者，里虚也。脉浮者，反映出交感神经过度兴奋的状态，机体长期处于消耗状态，脏器得不到休息，胃肠功能被抑制，张仲景则敏锐地意识到此种虚劳不当以补法治之，而要以潜阳安神为先，降低大脑皮层兴奋性，降低交感神经张力，降低阳气消耗才是解决虚劳的办法，而不是以补药为主。胃肠消化吸收功能障碍，呆补则会造成虚不受补之势，非良法也。

　　太阴类方以治里虚寒为主，包括气血生化不足之证。主要由理中汤与建中汤两类处方构成，理中法以甘草干姜汤为基，而建中法以桂枝甘草汤为本。而理中法在与建中法无论在外感疾病或内伤杂病中皆有广泛应用，无论在《伤寒论》或《金匮要略》中皆可见到其应用，此处后文再表。先解"太阴病篇"，后叙《金匮要略》治虚劳之法，在集理中建中二法合而论之，是为太阴类方。

　　太阴病脉浮者，可发汗，宜桂枝汤加减，若太阴中风，四肢烦疼，阳微阴涩而长者，为欲愈。

　　桂枝汤证本阳浮而阴弱，寸脉尤其是右寸脉由浮渐微，则外证欲去也，太阴病本里不足，故脉长，虽有涩象而阳脉微者，为欲愈之候。

　　自利不渴者，属太阴，以其脏有寒故也。当温之，宜服四逆辈。

　　太阴病的特征之一即自利不渴，以干姜温中，抑制腺体分泌、促进水分吸收从而缓解自利及腺体分泌旺盛之症，如小青龙汤中用以姜辛味夏治疗饮邪，又如桃花汤用以治疗腹泻之症等。渴者水竭之证也，有因热水气竭者，有因汗下水气竭者，有水气不行而渴者。有如白虎汤、大陷胸汤干燥而渴，又如小建中汤证血气不足可有口渴症，少阴病阳虚，血容量不足可有口渴症，五苓散膀胱气化不足，水液代谢障碍不能疏布亦会有口渴症，又有瓜蒌瞿麦丸证、猪苓汤证小便过多而致口渴者，有病痰饮而不渴者，原理各不相同。而太阴病者，往往不渴。

　　下利者，若脉微，则易手足逆冷，下利清谷，为少阴病，宜四逆辈。又有少阴急下证，见下利清黑，灼热臭秽，或腹胀，口燥，咽干，乃热结旁流证，不去燥屎，则愈加耗竭肠道津液以欲滑泄其燥屎，成真阴将竭之势，治以泻法，燥屎去则真阴存，临证可与附子细辛与承气类方同用也。太阳与阳明合病下利者，多是肠道感染表现为脉浮、发热、恶寒之太阳病者，治以葛根汤、葛根芩连汤之辈。太阳与少阳合病，自下利者，与黄芩汤，若呕者，黄芩加半夏生姜汤主之，既有表证又见弦脉之下利，则与黄芩汤加减。又有太阳病，外证未除而数下之，遂协热而利。利下不止，心下痞硬，表里不解者，桂枝人参汤主之，以理中温中止泻，以桂枝解其外也。又有利在下焦者，如伤寒服汤药，下利不止，心下痞硬。服泻心汤已，复以他药下之，利不止，医以理中与之，利益甚。理中者，理中焦，此利在下焦，赤石脂禹余粮汤主之。复利不止者，当利其小便。此种下利为下焦气化不利，水液不从小便而出，水谷不分从大便利之而去也，当用利小便实大便之法，如五苓散辈当利其小便则下利止，理中汤有甘草干姜汤，可以减少腺体、尿液的分泌，故利益甚，可先与赤石脂禹余粮汤，吸涩固肠，保护胃肠黏膜损伤，利不止则当利其小便。若久利非利在下焦中，肠黏膜损伤，便脓血，色暗不鲜，腹痛喜温喜按，舌淡苔白，脉迟弱或微细者，则是桃花汤证，可与赤石脂温涩固脱，以干姜温中祛寒，以粳米养胃和中厚肠胃也。乌梅丸证亦见久利，可由蛔虫感染所致，其治法仍包含太阴病治法在内。又有脉弦泄利下重之四逆散证，多是腹膜、肠道平滑肌痉挛所致，如肠易激综合征，可由情绪诱发，里急后重者，可与四逆散加薤白治之，临证之时，往往凭右关之脉合温中药同用也。

伤寒脉浮而缓，手足自温者，系在太阴。太阴当发身黄；若小便自利者，不能发黄。至七八日，虽暴烦，下利日十余行，必自止，以脾家实，腐秽去故也。

太阴身当发黄乃寒湿发黄，治以茵陈术附汤。治疗上，在扶助中焦阳气过程中，患者会出现间断腹泻的症状，此乃阳气回复，腐秽去故也，不必担心，为佳兆。

本太阳病，医反下之，因而腹满时痛者，属太阴也，桂枝加芍药汤主之。大实痛者，桂枝加大黄汤主之。太阴为病脉弱，其人续自便利，设当行大黄芍药者，宜减之，以其人胃气弱，易动故也。

太阳病当解表而不当下之，下之则致里虚寒而表证不解，不仅不当下之，解表还须扶阴阳气充足为助。腹满时痛者，以桂枝汤附加芍药解痉止痛，实者加大黄，但太阴病本里虚寒之证，不应过用下法伤阳，须下之时，可与温下法也。

太阴病可以表现为下利，亦可以表现为不大便，皆是中焦阳气不足所致。太阴经在六经辨证中都是要兼顾的方面，解表须中焦阳气充足乃可有阳气攻表，和解须中焦阳气充足则气机可为舒畅。白虎汤其背恶寒者，则要加人参以防传太阴。少阴病、厥阴病乃太阴病之渐，更离不开太阴类方温中为本。太阴病是中焦阳气虚弱、气化不足之证，无论是治疗外感或者内伤杂病，都是要考虑的方面。

兵马未动粮草先行，中焦脾胃是机体阳气的来源，而治病以扶助阳气为先，振奋机能、提高机体的自愈能力是经方扶阳法治疗疾病的重要理念。另外一方面，中焦也是祛病之门，通过扶助阳气，祛除各种病理代谢产物是经方扶阳法治病的重要方法，而太阴类方则是达到增加气化的手段，是六经辨证体系中特殊而重要的一环。

# 经方扶阳法类方要义之太阴类方（二）

太阴类方主要由理中、建中两大类方组成，尚包括泻心汤类方与行中焦气滞的一类处方等，六经处方都可以或明显或隐约看到太阴类方加减的应用，这是因为保胃气、扶助阳气是振奋机能、提高机体自愈能力的不可或缺的重要方式。

理中类方以甘草干姜汤为基础加减而来，甘草干姜汤在《伤寒论》与《金匮要略》中都有出现，甘草干姜汤与炙甘草生姜大枣这一组合一样，同样是温中的基本方，甘草干姜汤守而不走，以温中为主，而炙甘草生姜大枣兼有宣散作用。

伤寒脉浮，自汗出，小便数，心烦，微恶寒，脚挛急，反与桂枝汤，欲攻其表，此误也。得之便厥，咽中干，烦躁，吐逆者，作甘草干姜汤与之，以复其阳。若厥愈、足温者，更作芍药甘草汤与之，其脚即伸。若胃气不和，谵语者，少与调胃承气汤。若重发汗，复加烧针者，四逆汤主之。

脉浮，自汗出，易被误认为太阳病桂枝汤证，然阳明经证亦汗出，太阳病二三日，脉数急始大者，为转阳明也，仍可见自汗出。小便数，乃散热增加之表现，心烦，微恶寒者，为太阳转阳明之机转之症，津液虚则脚挛急，亦示阳明证始现，热伤津液也。此证易被误判为桂枝证，实则不然。诸症在，见脉阳浮而阴弱者，可与桂枝汤加白薇、玉竹类治之，脉浮洪大者，与白虎汤或白虎加人参汤治之，一则以太阳病为主而将转阳明，一则以阳明病为主，辨证差之分毫，处方则错失时机也。白虎汤证误用桂附攻表，汗出亡阳，得之便厥，咽中干，烦躁，吐逆者，作甘草干姜汤与之，以复其阳，夜半阳气还，两足当热，胫尚微拘急，重与芍药甘草汤，尔乃胫伸。本以津亏，尚存阳明燥屎内结，见谵语，以承气汤另微溏则愈。若重发汗，复加烧针者，汗出亡阳也，重可致失液性休克，则四逆汤主之。

甘草干姜汤，《伤寒》用之治外感，《金匮》用之疗杂病。

肺痿吐涎沫而不咳者，其人不渴，必遗尿，小便数，所以然者，以上虚不能制下故也。此为肺中冷，必眩，多涎唾，甘草干姜汤以温之。若服汤已渴者，属消渴。

干姜证可表现为多涎唾、带下多、痰液多、多尿、腹泻等分泌物和排泄物增多的病理状态，其实质是支配腺体的内脏神经兴奋性过高导致腺体分泌功能亢进之状态，中医称之为寒。干姜有温中之作用，药理学研究干姜有镇静之作用。甘草干姜汤能够治疗痰、涕、唾、带下、尿、便生成过多，也就是腺体分泌旺盛的病症，与炙甘草相配伍，以缓解干姜温热可能带来的副作用，以土能伏火也。

甘草干姜汤加白术人参为理中汤，加白术茯苓为甘草干姜茯苓白术汤。

肾着之病，其人身体重，腰中冷，如坐水中，形如水状，反不渴，小便自利，饮食如故，病属下焦，身劳汗出，衣（一作表）里冷湿，久久得之，腰以下冷痛，腹重如带五千钱，甘姜苓术汤主之。

甘姜苓术汤可治下焦冷湿之证，如肾着，如带下诸疾。何以知病属下焦？饮食如故也，又如"问曰：妇人病，饮食如故，烦热不得卧，而反倚息者，何也？师曰：此名转胞，不得溺也，以胞系了戾，故致此病，但利小便则愈，肾气丸主之"所述，食如故则反映脾阳尚可，若应用肾气丸，当"饮食如故"，否则补药碍胃，因运化不及也，若用之，当合理中类方，以温中健脾强运化也。

理中汤为太阴病主方，为甘草干姜汤加人参补气益脾，增强机能，加白术健脾燥湿，是治疗脾胃虚寒证，增强机体气化能力的基本方。

气化，气的运行和变化。气化的本质，就是人体气机的升降出入，体现在生命活动的所有过程中。气化是指新陈代谢，把外界的营养物质，变成身体内所需要的物质，然后再把身体内的代谢产物排掉的过程。气化为太阴经所司，太阴经主要是指脾的运化。经方扶阳法认为，脾的运化功能不单指消化吸收功能，同时还指整个机体的新陈代谢。太阴证就是气化的问题，理中丸可增强气化。

现代社会很多慢性疾病恢复不了，实际上存在气化不足的问题，中医就用运化中焦的办法，来增强气化的能力，把脾胃的功能健运起来后，全身的免疫功能就可以得到恢复。所以理中汤无论是治疗外感病，还是治疗慢性病都经常使用到的一个方子。脾胃的气化最为重要，气化最基本的发源在太阴，太阴病的主方为理中汤。理中汤思想对六经的产生有非常深远的意义。同时，气化理论，尤其是在慢性病的治疗中，也有广泛的应用，因此由理中汤而衍生出来的理中法也是经方扶阳法常常使用的。

《伤寒论》记载理中汤常用的加减法：若脐上筑者，肾气动也，去术加桂四两。吐多者，去术，加生姜三两。下多者，还用术；悸者，加茯苓二两。渴欲得水者，加术，足前成四两半。腹中痛者，加人参，足前成四两半。寒者，加干姜，足前成四两半。腹满者，去术，加附子一枚。服汤后，如食顷，饮热粥一升许，微自温，勿发揭衣被。

理中汤加附子即为附子理中汤。命门火衰，阳不温散，阴寒内生，可见形寒肢冷，精神萎顿之症。舌淡，苔白，右关尺脉沉为脾肾阳虚之表现。理中汤温补脾胃之阳，加附子温补脾肾之阳，郑钦安《医理真传》中云："非附子不能挽救欲绝之真阳，非姜术不能培中宫之土气。"人参微寒有刚柔相济之意，甘草调和上下最能缓中，五味药配合得当，治疗中下焦虚寒、火不生土诸证。方中附子温补先天真阳，白术健脾燥湿、补中宫之土，干姜温胃散寒，人参补气益阴，炙甘草补后天脾土、调和诸药。

若理中丸证复见左寸脉沉者，加桂枝即为桂枝人参汤，外可温中解表，内可温中降冲逆，以桂通心阳也。

理中法其加减应用在经方扶阳法临证中的使用是相当广泛的。如舌苔白腻者，加砂仁半夏升降气机，为砂半理中汤，脾胃虚弱者，亦可合用资生汤；脾精不足，右脉细者，可加黄精、玉竹辈；湿浊甚者，舌苔腻，法当化湿气，如合用平胃散等运脾化湿，燥湿化痰；气滞者当行气化痰，可合用橘枳姜汤等。脾虚运化不及，亦可在理中汤基础上根据辨证酌情加祛邪药，如化痰加半夏、瓜蒌、浙贝、泽漆等，祛水气加茯苓、当归芍药散等，有积食用温脾汤，有瘀血用祛瘀诸方等，实际应用是灵活的，应以辨证为依。

气化问题是贯穿六经辨证的，如炙甘草生姜大枣或以其加减的组合，在经方中出现的频率非常之高。《伤寒论》所载112方中，用姜枣草配伍组成的方剂有近30首之多，取其顾护脾胃之气的作用，足见恢复脾胃运化机能对治疗疾病的重要程度。姜枣草组合有宣通发散之用，走而不守，若作温中散寒、温通血脉等用途，则可取之合用也。

另外，脾主运化，经方扶阳法认为其可以分为两大部分：一是对食物进行运化；二是对社会信息的刺激进行分析加工处理，而脾主思，就是指这种能力。长时间肝郁，导致脾的能量都用到分析处理外界的刺激信息上，引起运化食物的能量不足，就叫作肝郁伤脾。另外一方面，脾虚也会导致机体能量来源不足进而导致思维缓慢。经方扶阳法认为形气神乃一体，故无论是治疗气化、形质还是神志病，都要从顾护脾胃之气起始，这也是太阴经在六经中的独特之处。

# 经方扶阳法类方要义之太阴类方（三）

　　三阴以阳虚为本，在治疗外感疾病时，往往要顾护阳气，祛邪外出。在治疗内伤杂病时，阳虚日久，机能衰退，生化不足，致使虚损，形质不足，乃成虚劳。虚劳者，一由慢性消耗性疾病所致，如肺痨、肿瘤等，另外一些特殊情况下饥伤亦致虚劳；二由忧虑所致，忧心思虑，五脏内虚；三由妄劳所致，食伤、饮伤、房室伤、劳伤等不节所造成。但这些原因都会通过相似的原因对机体造成损耗之伤，即交感神经与副交感神经的不平衡，使机体过劳而致虚劳，根据伤及部位、程度、病性不同，仲景书"虚劳病篇"立三阴虚劳分而治之。

　　太阴虚劳治以建中诸方，为桂枝类方之延伸。

　　火逆下之，因烧针烦躁者，桂枝甘草龙骨牡蛎汤主之。

　　夫失精家，少腹弦急，阴头寒，目眩（一作目眶痛），发落，脉极虚芤迟，为清谷，亡血失精。脉得诸芤动微紧，男子失精，女子梦交，桂枝加龙骨牡蛎汤主之。

　　火逆下之，因烧针烦躁者，讨论的是外感局面下的误治导致交感神经过度亢奋所致之烦躁，与桂枝甘草龙骨牡蛎汤。桂枝甘草汤可解表，亦可镇静，复加龙骨牡蛎潜阳敛神，降低大脑皮层、交感神经兴奋性，除烦止躁。所谓失精家者，必妄念纷纭，脉得诸芤动微紧，男子失精，女子梦交，桂枝加龙骨牡蛎汤主之。妄念者，心思之阴翳也，与桂枝方通心阳而守神，以心阳不足，则妄念频生也。桂枝加龙骨牡蛎汤温中散寒，调和营卫，潜阳安神。后世或以养血、滋阴、补肾之法，仲景则不然，诸芤动微紧脉者，补药恐不堪胜任也，运化不足，徒生痰浊也。

桂枝甘草龙骨牡蛎汤之类方，又有天雄散一方，取术、天雄暖肌补中、益精气之用也。桂以温上，术以健脾生肌，天雄以暖下，龙骨以天潜，阳气潜则有所归藏。天雄散以桂附改善循环，否则补药无功。下焦若有邪气者，更不可呆以补之，必清之方可。很多焦虑障碍即由下焦瘀滞所致，更须以通为补。

桂枝除与龙牡相伍外，治疗太阴虚劳的一类重要方剂即建中汤系。

伤寒二三日，心中悸而烦者，小建中汤主之。

男子黄，小便自利，当与虚劳小建中汤。

伤寒，阳脉涩，阴脉弦，法当腹中急痛，先与小建中汤，不差者，小柴胡汤主之。

虚劳里急，悸，衄，腹中痛，梦失精，四肢酸疼，手足烦热，咽干口燥，小建中汤主之。

《备急千金要方》曰："男女因积劳虚损，或因大病后不复常，苦四体沉滞，骨肉酸痛，吸吸少气，行动喘，乏，或少腹拘急，腰背强痛，心中虚悸，咽干唇燥，面体少色，或饮食无味，阴阳废弱，悲忧惨戚，多卧少起，久者积年，轻者百日，渐致瘦削，五脏气竭，则难可复振，治之以小建中汤。"《千金翼方》云："小建中汤主五劳七伤，小腹急，脐下膨胀，两胁胀满，腰脊相引，鼻干口燥，目暗眩眩，愦愦不乐，胸中气逆，不下饮食，茎中策然痛，小便赤黄，尿有余沥，梦与鬼神交通，失精，惊恐，虚乏方。"

少腹拘急，腹中痛，持续的交感神经兴奋致使腹壁、肠道痉挛，胃肠蠕动功能受到抑制，生化乏源，血分内亏，咽干口燥，心中悸烦，在情志方面表现为悲忧惨戚，在形体方面表现为面体少色瘦削，面色薄者，主渴及亡血，卒喘悸，脉浮者，里虚也。小建中汤以重用芍药以解痉、和营，本方可使交感神经持续过度兴奋所致的病理改变失去物质基础从而达到补虚之用。本方既可治外感，亦可治内伤，其脉或弦涩，或浮大，脉细象者，复加当归，脉弱者，复加黄芪。

所谓男子黄，小便自利者，脾虚面色萎黄也，以黄疸病小便不利也，此黄当与虚劳小建中汤。

虚劳里急，诸不足，黄芪建中汤主之。（于小建中汤内加黄芪一两半，余依上法，气短胸满者加生姜，腹满者去枣，加茯苓一两半，及疗肺虚损不足，补气加半夏三两。）

《千金》内补当归建中汤：治妇人产后虚羸不足，腹中刺痛不止，吸吸少气，或苦少腹中急，挈病引腰背，不能食饮。产后一月，日得服四五剂为善，令人强壮宜。

小建中汤、黄芪建中汤、当归建中汤的基本构方结构是相似的，或有气血不足之不同。其中黄芪建中汤疗肺虚损不足，补气加半夏三两，半夏无补气之作用，此处考虑肺虚不足，常生痰浊，以半夏降气化痰也，为立法示范，临床应灵活用之。用当归建中者，若去血过多，崩伤内衄不止，加地黄六两、阿胶二两，合八味，汤成内阿胶汤，此黄土汤法。

经方体系中包含有一些可以减少能量过度消耗的方子，如麦门冬汤、竹叶石膏汤、百合地黄汤、风引汤等，这些处方或可表现出一定的热象，或在症状，或在脉象，治疗虚劳时，或可酌情使用。

心胸中大寒痛，呕不能饮食，腹中寒，上冲皮起，出见有头足，上下痛而不可触近，大建中汤主之。

此方可治疗肠套叠，以川椒有双重作用，即可配伍干姜温中，改善腹腔内循环，又兼有麻醉止痛作用，可使蠕动过度的肠管缓之，防止套叠加重。此方亦是温中常用之方，右脉关尺沉者，可与大建中汤。若腹中拘挛，舌苔水滑者，可合当归芍药散，温中活血利水，是改善腹腔循环的常用组合。

再说血痹。

问曰：血痹病从何得之？师曰：夫尊荣人，骨弱肌肤盛，重因疲劳汗出，卧不时动摇，加被微风，遂得之。但以脉自微涩，在寸口、关上小紧，宜针引阳气，令脉和，紧去则愈。

血痹，阴阳俱微，寸口关上微，尺中小紧，外证身体不仁，如风痹状，黄芪桂枝五物汤主之。

风痹者，脉不微，或浮紧或沉紧。血痹，阴阳俱微，或脉自微涩，在寸口、关上小紧，以脾虚为本，表虚不固，加被微风而得之，刺法宜针引阳气，服药以黄芪桂枝五物汤主之。其以桂枝汤去甘草之缓，以黄芪补气活血而固表，若瘀血明显者，口唇青紫，肌肤甲错，可与桃仁、红花、川芎、地龙，即后世补阳还五汤法。

虚劳与血痹是有关系的，虚劳是血痹的表现，血痹是虚劳的结局。

虚劳的最终结局会造成血痹，因为虚劳，身体要进行代偿，让一些组织循环开放，血管扩张使血流加快，容纳更多的血液在其中流动，以维持烦劳引起的细胞兴奋性增强而带来的能量供应需求，结果即导致体力透支。与此同时，让另外一些组织血循环减少，造成血管痉挛，甚者瘀血形成，造成血痹。交感神经持续的过度兴奋造成脉浮大无力，所谓夫男子平人，脉大为劳，极虚亦为劳，岂不知身体内部正在进行以血痹为特征的代偿，治宜建中类方。

伤寒太阴病者，以理中法治之，其治急，太阴虚劳者，治以建中诸方，其治缓。理中类方与建中类方是构成太阴类方最主要的两个方面。

前文讲了太阴虚寒理中类方与太阴虚劳建中类方，本文主要讲述太阴痞证泻心类方。

何为痞？东汉《说文解字》曰："痞，从广，否声，痛也。"后世以"痞"与"满"含义相近，常将"痞满"联用。痞证的病名首见于《黄帝内经》，其又称为"否""痞满""心下痞""胃痞"，其主要症状为自觉胃部胀满不适之症，查体按压胃脘部可见其濡软或痞硬。西医学之慢性胃炎（包括浅表性胃炎和萎缩性胃炎）、功能性消化不良、胃下垂、胃肠功能紊乱、功能性胃排空延迟、十二指肠溃疡病、食管反流性胃炎、胆汁反流性胃炎、慢性肝病、慢性胆囊炎、肠易激综合征等疾病可见痞证之表现。临床上以慢性胃炎和功能性消化不良最为多见。

何以为痞？经言："脉浮而紧，而复下之，紧反入里，则作痞，按之自濡，但气痞耳。"又言："太阳病，寸缓关浮尺弱，其人发热，汗出，复恶寒，不呕，但心下痞者，此以医下之也。"

痞证在《辨太阳病脉证并治下》中有集中论述，为何痞证会被放入"太阳病篇"集中论述？是因为伤寒之后，肾上腺分泌增加，抑制胃肠蠕动功能则易致痞，经言："太阳病，或已发热，或未发热，必恶寒，体痛，呕逆，脉阴阳俱紧者，名曰伤寒。"若复用麻黄发表，脾虚之人容易出现腹胀、痞证，何以别之？痞可伴呕、利也，而腹满常便干也。脉浮而紧，法应解表，而复下之，中伤脾阳，则易作痞，特别是素有胃病之人。太阳病，寸缓关浮尺弱，其人发热，汗出，复恶寒，不呕，此乃桂枝证，但心下痞者，此以医下之也，治法当内除痞而外解表，仲景垂黄连汤法，伤寒胸中有热，胃中有邪气，腹中痛，欲呕吐者，黄连汤主之。外感伤寒伴口腔溃疡、食管溃疡、胃溃疡或十二指肠溃疡等消化道疾病，乃胸中有热，胃中有邪气，腹中痛之症，与黄连汤法，以桂枝解外，黄连清热、止呕，半夏人参降逆止呕，半夏黄连辛开苦降为治痞大法，重用炙甘草三两配大枣和中，抗溃疡，保护胃肠黏膜，干姜温中暖脾以治本。又经言"伤寒大下后，复发汗，心下痞，恶寒者，表未解也，不可攻痞，当先解表，表解乃可攻痞。解表宜桂枝汤，攻痞宜大黄黄连泻心汤"，言表解乃可攻痞者，恐解表伤及脾阳也，治宜慎之，酌情而定。

太阳病，外证未除而数下之，遂协热而利。利下不止，心下痞硬，表里不解者，桂枝人参汤主之。此太阳误下致痞，方中以桂枝解外，理中温中止利，方用炙甘草四两，何也？经方用炙甘草四两者，有炙甘草汤，血亡也，甘草干姜汤、芍药甘草汤因汗而失液也、生姜泻心汤者因下利而失液也，用重剂甘草以保水，现代药理学发现，甘草有肾上腺髓质激素样作用，可以促进水钠潴留，经方重剂用之以保水。另外，甘草尚有肾上腺皮质激素样作用，可以发挥抗炎作用，其亦具有抗溃疡、解除胃肠道平滑肌痉挛之作用，泻心汤类方甘草常用三两之多。甘草尚可增加一些药物水煎剂有效成分之析出，故经方用甘草有一两至四两用量不同之差别，以致发挥其不同作用也。

误下致痞，伤及脾阳也。伤寒服汤药，下利不止，心下痞硬。服泻心汤已，复以他药下之，利不止，医以理中与之，利益甚。理中者，理中焦，此利在下焦，赤石脂禹余粮汤主之。复利不止者，当利其小便。利在下焦者，当利小便以实大便，先与赤石脂禹余粮汤涩肠止泻，保护胃肠黏膜而缓痛除痞，复利不止者，则利其小便则愈。

伤寒五六日，呕而发热者，柴胡汤证具，而以他药下之，柴胡证仍在者，复与柴胡汤。此虽已下之，不为逆，必蒸蒸而振，却发热汗出而解。若心下满而硬痛者，此为结胸也，大陷胸汤主之。但满而不痛者，此为痞，柴胡不中与之，宜半夏泻心汤。

此少阳误下致痞也，呕者而发热柴胡证，以下法伤及脾阳，柴胡证仍在者，复与柴胡汤，因柴胡汤有人参、炙甘草、生姜、大枣顾护脾胃阳气也，故曰虽已下之，不为逆，必蒸蒸而振，却发热汗出而解。若心下满而硬痛者，此为结胸也，甚者心下痛按之石硬，胸膜炎可见也，更甚者舌上燥而渴，日晡所小有潮热，从心下至少腹硬满而痛不可近者，腹膜炎等可见也。但满而不痛者，此为痞，柴胡不中与之，宜半夏泻心汤。心下按之痛与不痛，结胸与痞证腹诊之区别也。又有小结胸病，正在心下，按之则痛，脉浮滑者，小陷胸汤主之，食糜反流刺激贲门，故使剑突处压痛，食糜黏滞，瓜蒌清降之，半夏促进胃排空，黄连清热抗炎也。

心下痞，胸骨剑突下至中脘的扇形地带轻按之濡软微紧，重按胃底微硬，常无反射痛，无压痛。而从临床实践上讲，痞证往往隐隐作痛，或可兼有轻症压痛，但与结胸证之剧烈疼痛程度甚为相异，此乃腹诊为鉴。但满而不痛者，此为痞，柴胡不中与之，宜半夏泻心汤。

呕而肠鸣，心下痞者，半夏泻心汤主之，肠鸣者，亦可见下利也。《神农本草经》言其：味辛平，主伤寒，寒热，心下坚，下气，喉咽肿痛，头眩胸胀，咳逆肠鸣，止汗。观《伤寒论》小柴胡汤治少阳病"往来寒热，胸胁苦满，口苦喜呕"；半夏散及汤治"少阴病咽中痛"；甘草泻心汤治"腹中雷鸣"；旋覆代赭汤治"心下痞硬，噫气不除"；《金匮》又有越婢加半夏汤治"咳而上气"；小半夏加茯苓汤治"眩悸"者，皆以半夏为用也。现代药理学研究发现，半夏有镇咳、镇吐、调节胃肠运动、抗溃疡等作用。方中半夏、干姜之辛温以助脾胃健运，芩连之苦寒，既可清热，亦可降胃，此即著名的"辛开苦降"，参、枣、草甘调以复脾胃之气，脾阳足则痰热湿浊之邪可除。半夏泻心汤实在胃，虚寒在脾，湿热中阻，升降紊乱，气机壅塞，凡恶心呕吐、肠鸣下利、舌质淡苔黄腻者可用之。

经言："伤寒汗出，解之后，胃中不和，心下痞硬，干噫，食臭，胁下有水气，腹中雷鸣下利者，生姜泻心汤主之。"又言："伤寒发汗，若吐若下，解后，心下痞硬，噫气不除者，旋覆代赭石汤主之。"

半夏泻心汤、生姜泻心汤、甘草泻心汤皆类方也。胃中不和，心下痞硬，干噫，食臭，胁下有水气，腹中雷鸣下利者，水痞也，生姜泻心汤方重用生姜四两以散水气，干姜一两以温中。胃气不降，水踞胃中，饮食不消，则干噫食臭也。伤寒发汗，若吐若下，解后，心下痞硬，噫气不除者，旋覆代赭石汤主之，代赭石与旋覆花皆降胃以下痰气交阻致痞耳。生姜泻心汤证可见腹中雷鸣下利，而旋覆代赭石汤可见大便不通，以代赭石可降胃气以通大便也，此二方之别。

经言："伤寒中风，医反下之，其人下利，日数十行，谷不化，腹中雷鸣，心下痞硬而满，干呕，心烦不得安。医见心下痞，谓病不尽，复下之，其痞益甚，此非结热，但以胃中虚，客气上逆，故使硬也，甘草泻心汤主之。"复下重伤脾阳而亡津血，津血亡则心烦不得安，以炙甘草四两以补中保水。

《金匮要略》方甘草泻心汤用生甘草而非炙甘草，用治狐惑，狐惑之为病，蚀于喉为惑，蚀于阴为狐，蚀于上部则声喝（一作嗄）。全消化道包括口腔、食管、胃肠、肛门都可以发生溃疡，以喉、阴易于观察也，若蚀于里，加之湿热熏蒸，则不欲饮食，恶闻食臭。以生甘草四两清热解毒，以土伏火，发挥抗炎、保护消化道黏膜之作用。或以阴为外阴者，常见于西医之白塞综合征，尚有认为狐惑为恙虫病者，可参，二者皆疮疡之病也。方用黄芩三两，《神农本草经》言其"苦寒，无毒，主诸热黄疸，肠泄利，逐水下血闭，治恶疮疽，蚀火疡"。黄连用一两，《神农本草经》言其"主热气，目痛，眦伤，泣出，明目，肠澼，腹痛，下利，妇人阴中肿痛"，二者皆治利也。

伤寒本自寒下，医复吐下之，寒格，更逆吐下；若食入口即吐，干姜黄连黄芩人参汤主之。医所以用寒下者，见类阳明腹满不大便之症也，此脾虚腹满，法厚朴七物汤、厚朴麻黄汤法，寒下者致虚寒更甚，则慢性胃十二指肠溃疡、慢性胆囊炎等病腹满、腹痛、胃痛、胁下硬满等症急性发作，变症蜂出，以寒温并用治之也，不以寒，则难以抗炎，不以温热则难以改善胃肠功能，食入即吐，方必用精简，以辛开苦降，寒温并用。

半夏泻心汤、生姜泻心汤、甘草泻心汤为一系，大黄黄连泻心汤、泻心汤、附子泻心汤为一系。

**心下痞，按之濡，其脉关上浮者，大黄黄连泻心汤主之。** 方无黄芩，此热痞，二味以麻沸汤渍之须臾绞去滓而分温再服，取其轻清之气，除热而不伤脾阳也，中病即止，方用大黄一以清热，一以促进胃肠蠕动也。心下痞而复恶寒，汗出者，附子泻心汤主之。复恶寒者加附子扶阳而驱寒也。又《金匮》泻心汤方，治心气不足，吐血，衄血者，方有黄芩一两，以芩能理血也，又如黄土汤法。

本以下之，故心下痞，与泻心汤；痞不解，其人渴而口燥烦，小便不利者，五苓散主之。此同生姜泻心汤皆水痞者，五苓散证但见渴而口燥烦，胃中不能吸收水也，用五苓散促进胃家对水之吸收以治痞、渴之症，此非利尿之作用也。五苓散以原方用白饮和服方寸匕，日三服之法，不以利水为用也，然其促进胃中之水入血分，亦可潴留于组织间隙治水分进入血液，或汗出、或增加肾血流量促进尿液生成以除水也，用茯苓利水者，量亦大。五苓散非利水之方而有发汗、利水之能也。渴者与五苓散，不渴者，茯苓甘草汤主之，以茯苓甘草汤用生姜故也。

观《伤寒论》中有七方要去滓重煎，曰半夏泻心汤、生姜泻心汤、甘草泻心汤、旋覆代赭汤、小柴胡汤、大柴胡汤、柴胡桂枝干姜汤也。用药去滓重煎，浓缩药量，少量多次频服，利于恶心呕吐之症。

热气痞，以泻心汤，恶寒者，附子泻心汤；水痞以生姜泻心汤、五苓散、茯苓甘草汤；痞而脱水者，甘草泻心汤；痰气痞而便闭者，旋覆代赭汤；呕、吐、下利并见者，半夏泻心汤；若表里不解，利下不止，心下痞硬，桂枝人参汤；表里不解，腹中痛，欲呕吐者，黄连汤；寒格食入即吐，痞不待言，方勿精简，干姜黄连黄芩人参汤，此乃治痞大概。

虽痞故有郁热，然以里气虚寒为本，故置诸痞论治于太阴类方，原在《辨太阳病脉证并治下》也，是为太阳病用泻心汤法，以治太阳病方寸不离太阴也。然又有下元火衰而致里气虚寒者，不舍暖肾之法；又有肝气横逆而犯脾者，不离疏肝、泄肝、暖肝、养肝之法；气滞甚者，不舍行气之法；又有寒湿困阻者，定要温化寒湿，不必拘于局部炎症也，以温药改善循环，乃治慢性炎症不易之法。诸般致里气虚寒者，皆可为痞因，故治痞之法，不离泻心，不止泻心。

少阴病篇

# 经方扶阳法类方要义之少阴类方（一）

少阴病是指以循环系统机能衰退为主要表现的一类疾病，当机体循环机能衰退时，可能伴有的或然症，皆是少阴病的研究范畴，经方扶阳法类方要义之少阴类方将以条文为线索，进而归纳少阴类方。

少阴之为病，脉微细，但欲寐也。

少阴经，分而少阴心经与少阴肾经，合而称为少阴经，心肾何故为一经？缘心脏的搏动是受肾上腺素水平影响的，而大脑皮层－下丘脑－靶器官的机能，中医认为其属肾所主，激素水平属中医"精"的功能范围，肾藏精，肾上腺素水平会影响到心脏的搏动与血管的紧张度。又中医认为精血相生，西医学研究发现，血细胞在骨髓中生成，包括红细胞、白细胞、血小板，而中医认为肾主骨生髓，而肾脏分泌促红细胞生成素亦是生成红细胞所需要的，故中医又有精血相生之治法。如若以当归补血乏效，则辅之以地黄，营血中白细胞主卫气之能，若以黄芪补气不功，则亦可佐之地黄，此皆张景岳之法也，其温补学派从少阴虚者立论也。然经方扶阳法主急则温之，阳法也，缓则养之，阳中求阴也。另外一方面，肾的排泄功能亦受循环血量影响，有时又需要通过利水的方法来减轻心脏负担。中医学藏象学说之心肾不完全等同，但与解剖学之心脏、肾脏息息相关。总之，心肾生理上相互影响，病理上相互左右，故心肾归为一经，即少阴经。

少阴之为病，脉微细，但欲寐也。脉微者，机体肾上腺素水平不足，心脏搏动微弱，中医所谓阳气虚也，阳衰者，卫不足，故恶寒，有言曰：阳虚者自带三分表证，此之谓也。脉细者，血容量不足，即中医所谓荣气衰也。

卫气弱，名曰悚；荣气弱，名曰卑；悚卑相搏，名曰损。损者，神衰也，但欲寐也。此一脉之中包含之矛盾，或以微，或以细，或以微细者。以微者，少阴寒化见证，四逆辈为之主。以细者，亦分三，一以少阴热化之证，主黄连阿胶汤，一以热入营血之证，主百合地黄汤，一以少阴虚劳之证，主酸枣仁汤。百合病发病不与伤寒同，伤寒由气入血也，传之六经，而百合病发即营血虚热也。黄连阿胶汤证、百合地黄汤证、酸枣仁汤证皆少阴之病也，因其有热，一烦躁折之以苦寒，补以之血，一如神灵所作，不能自已则润之甘寒，一则虚劳虚烦不得眠，以酸枣仁汤复心阴之不足也。或有胸痹短气心痛者，见阳微而阴弦，皆少阴之病也。

少阴病，欲吐不吐，心烦，但欲寐，五六日，自利而渴者，属少阴也，虚故引水自救。若小便色白者，少阴病形悉具。小便白者，以下焦虚有寒，不能制水，故令色白也。

少阴病，阳气衰少则胃中亦寒，荣血不足则生热扰神，神衰者但欲寐。自利而渴者，属少阴也，虚寒下利伤津也，阳随之脱，此候可见于腹泻导致水电解质紊乱之症，自利不渴者属太阴，以水湿盛也，渴者，属少阴，以津液脱也，虚故引水自救。小便白者，以下焦虚有寒，不能制水，故令色白也，此仲景言少阴病形也，少阴肾主下焦，气化不利无以蒸腾则小便清长，治则以扶阳。

病人脉阴阳俱紧，反汗出者，亡阳也，此属少阴，法当咽痛，而复吐利。

脉阴阳俱紧者，紧则为寒，寒主收引不当有汗，今反汗出者，亡阳也，卫气无根，此属少阴，少阴荣血衰少，反汗出者更伤其血，故咽痛，紧不去者寒不散，故曰复吐利，皆亡阳之候。

少阴病，咳而下利谵语者，被火气劫故也，小便必难，以强责少阴汗也。

少阴病荣卫俱衰，以火气劫血，复合阳明，咳而下利谵语者，热结旁流，上迫于肺，若以强责少阴汗也，荣血遭劫，小便必难也，此少阴禁火禁强则其汗也，若当发其寒，当微发汗，不可强责，必亡血也。

少阴病，脉细沉数，病为在里，不可发汗。

少阴病，脉细数者亡血，沉者阳微，不可发汗，又尺中迟者，亦不可发汗也。

少阴病，脉微，不可发汗，亡阳故也。阳已虚，尺脉弱涩者，复不可下之。

微者亡阳，不可发汗，尺脉弱涩，荣血虚少，亦不可下，此少阴禁汗禁下之例也。然此则为相对禁忌，少阴病，欲发汗时，当微发其汗，如欲解少阴脉沉发热，当与麻黄附子细辛汤微发汗，脉沉细数者，复可取二加龙牡汤法加白薇，或亦可加玉竹，二味皆阴药中可强心之能手也。尺脉弱涩者，复不可下之，若少阴病见暮则谵语，属急下之症，可于辨证中复佐以济川煎、新加黄龙汤辈从之也。

少阴病脉紧，至七八日，自下利，脉暴微，手足反温，脉紧反去者，为欲解也。虽烦下利，必自愈。

紧去寒除，虽烦下利，乃腐秽当去，必自愈。常有脉沉、微、迟者服四逆辈而烦下利，此阳气复也，腐秽当去，不足忧也。

少阴病，下利，若利自止，恶寒而蜷卧，手足温者，可治。

手足温者阳气复，阳复者可治，恶寒而蜷卧者，阳气尚虚也。古代无补液、纠正电解质之治法，下利不止，乃亦危急，今时之人不然也。然四逆汤诚可以治失液性休克之方也。

少阴病，恶寒而蜷，时自烦，欲去衣被者可治。

时自烦，欲去衣被者，阳气来复之兆，可治，若手足逆冷者，难治，亡阳也。少阴中风，脉阳微阴浮者，为欲愈。

少阴中风，法当寸浮尺弱，今阳微阴浮者，故知寒气将去，荣血将盈，为欲愈。

少阴病欲解时，从子至寅上。

此术数之推演也，天气少阴，地气寒水，子居正北，为水之在，子交之刻，阳即来复，故以愈也。凡六经欲解时者，以呈仲景立方之法度，然临床则以实践为主也。

少阴病，吐利，手足不逆冷，反发热者，不死。脉不至者，灸少阴七壮。

虽吐利，手足不逆冷，反发热者，不厥也，不死，脉不至者，灸太溪穴七壮。凡吐利、躁烦、四逆并见者死，少阴病循环功能减退，吐利导致水电解质紊乱不复，酸中毒等原因导致烦躁，四逆乃循环衰竭，此亡阳也。

少阴病，八九日，一身手足尽热者，以热在膀胱，必便血也。

一身手足尽热者，热迫、血少也，必小便短少而赤，甚则便血。"阳明病篇"又曰：若脉数不解，而下不止，必协热便脓血也。

少阴病，但厥无汗，而强发之，必动其血，未知从何道出，或从口鼻，或从目出，是名下厥上竭，为难治。

此乃少阴动血，下厥者，下焦纯寒无阳也，可见下部循环系统痉挛之甚，上竭者，孤阳上越而无返，气立孤微，为难治。少阴动血者，可致荣血虚。阳虚便血者，黄土汤主之，消化道血管破裂出血也，下利脓血者，桃花汤主之，消化道黏膜出血也，此皆少阴寒证为本。又有尿血者，如猪苓汤属，漏下者胶艾汤类，吐血者柏叶汤，少阴热化出血者黄连阿胶汤、泻心汤辈，皆出血之症也，可从少阴治。然考出血证，有脾气虚不统血者，有厥阴血瘀者，有寒者亦多夹热，临证尤虚仔细辨之。

少阴病，下利止而头眩，时时自冒者死。

头眩，时时自冒者，此肾不纳气也，死。又如少阴病，六七日，息高者，死，气立孤微，可见于循环衰竭导致的呼吸衰竭之症。

少阴病，四逆恶寒而身蜷，脉不至，不烦而躁者，死。

脉不至者，心衰也，不烦而躁者，大脑缺血缺氧甚而不能复，神机化灭，死症。

少阴病，脉微细沉，但欲卧，汗出不烦，自欲吐，至五六日，自利，复烦躁，不得卧寐者，死。

汗出，卫气衰也，示无少阴阳气之根，故不能司开阖者。吐利致水电解质丢失，复烦躁不得卧寐者，休克也，欲亡之兆。

上者，言少阴病机之大概，寒热两分。少阴寒化之证，主之以四逆辈，夹饮邪者，真武汤之属。而少阴热化有三，黄连阿胶汤证、百合地黄汤证、酸枣仁汤证也，夹饮者，猪苓汤之类。又少阴外感，麻黄附子辈。少阴心阳虚者，取法"胸痹心痛短气病脉证并治"篇也。少阴心气不足者，急则温之，桂枝甘草汤类方也，缓则补之，炙甘草汤之属。少阴虚劳者，肾气丸也。又有少阴咽痛，少阴动血之症，详见后文述之也。

少阴病，始得之，反发热，脉沉者，麻黄附子细辛汤主之。

少阴病，病在阴，不当热，阳浮者，热自发也，而始得之，反发热，此少阴外感也。脉沉者，乃少阴病脉微细而偏微之极。少阴病，机体肾上腺素水平较低，心脏搏动较弱，脉位沉，脉力微，脉迟。若荣血不足者，当微细，或沉细数，病为在里，不可发汗，以荣血虚故也。若要发汗，当视其症，可于麻黄附子细辛汤中加白薇、玉竹之辈也，否则当阳中求阴，养其荣血也，后随脉症治之。脉沉者，麻黄附子细辛汤主之，附子扶少阴之阳，细辛去陈寒，助麻黄发表也。麻黄汤脉浮紧，以麻黄发表，以桂枝温经解肌，扩张血管，增加散寒，以助麻黄汗之，此太阳病也。少阴病，脉沉，循环系统功能衰弱则易桂枝以附子、细辛扶少阴之阳，以助发表退热也。当知沉脉，沉而无力者属少阴也，沉而有力者，属阳明也。反发热，脉沉者，与麻黄附子加细辛也，以细辛有解热镇痛之功也。

少阴病，得之二三日，麻黄附子甘草汤，发微汗。以二三日无证，故微发汗也。

少阴病，得之二三日，若二三日无证，乃可与麻黄附子甘草汤微发其汗。无证者何？无明显之恶寒、发热，小便短黄也，无明显之发热恶热而手足逆冷（热深厥亦深）、大便秘结也，无下利清谷等诸症也，由此知此少阴外感而不夹他经之证，故发微汗则愈，与麻黄附子甘草汤。此乃仲景以排除法故知为少阴外感也，排除法又如"下之后，复发汗，昼日烦躁不得眠，夜而安静，不呕，不渴，无表证，脉沉微，身无大热者，干姜附子汤主之"一

148

条，不呕者，无少阳，不渴者，无阳明，无表证者无太阳，故知无三阳者，身无大热者，无厥热胜负也，故知寒在少阴，阳虚烦躁也，干姜附子汤主之，不用炙甘草者，以炙甘草汤含拟皮质激素样成分，可加重烦躁也。下之后，复发汗，表证衰也，卫气亦随之衰也，机体免疫反应轻微，白天尚刺激交感神经兴奋而烦躁，夜晚副交感神经主导，皮质激素水平回落，免疫反应进一步降低，所以夜而安静，如若是严重的炎症反应，交感神经持续兴奋，肾上腺水平至夜晚不能回落至波谷，则烦躁不分昼夜，甚则盗汗，五心烦热。干姜附子汤证乃少阴阳虚发热也，昼日烦躁不得眠。又曰："妇人伤寒发热，经水适来，昼日明了，暮则谵语，如见鬼状者，此为热入血室。治之无犯胃气及上二焦，必自愈。"此热入血室也。邪在卫气者，昼日烦躁不得眠，夜而安静，邪在血分者昼日明了，暮则谵语，此病之别也。

　　此症乃少阴热化也，少阴病，脉微细，细者荣血虚也，虚热化燥则心中烦，不得卧。临床如贫血者，除见面色苍白、眼睑或爪甲淡白无华、虚弱疲劳、呼吸急促、心率加快等症外亦可见烦躁之表现。少阴病荣血虚者，脑则无有以养，大脑缺血缺氧时，即可表现为心中烦，不得卧，此少阴热化也，以芩连折其热，亦可镇静中枢也。木生火，清肝以助清心也。以阿胶、芍药复其血以治其本，鸡子黄富含胆固醇，激素合成之原料也，少阴病激素水平低下，故与鸡子黄补之。此方亦可治出血之症，以芍药、芩连可减少脉动节律也。出血者血虚，故经方用以止血之方又有兼养血者，如治疗"妇人有漏下者，有半产后因续下血都不绝者，有妊娠下血，假令妊娠腹中痛，为胞阻"之胶艾汤。少阴热化出血以黄连阿胶汤、泻心汤类，芩连并用。若治远血者，黄芩疗"诸失血"，寒化以黄土汤，可治消化道血管破裂出血及其他少阴寒化出血也，其以术附温中，黄芩止血，地黄阿胶止血并补充血容量，灶中黄土属硅酸盐类的矿物有收敛止血功效，还有吸附功效。如果上消化道出血是某些肝病的并发症，灶中黄土可吸附肠道中的游离氨，防止中毒。若黄土不易取者，可代之以赤石脂，亦有收敛止血之功。桃花汤之便脓血之症，乃肠黏膜出血也，以干姜温中，赤石脂、粳米保护肠道黏膜、固肠止泻也。又有当归建中汤证见崩伤内衄不止者，加地黄、阿胶二物。

少阴病，得之一二日，口中和，其背恶寒者，当灸之，附子汤主之。

少阴病，身体痛，手足寒，骨节痛，脉沉者，附子汤主之。

诸寒收引，皆属于肾，阳光不治，寒淫所胜，则腰尻痛，屈伸不利，股胫足膝中痛，寒厥入上则内生心痛，入心甚则善忘善悲，寒气上行，头项囟顶脑户中痛，寒入下焦，传为濡泄，皆少阴之寒所现之症也。

附子汤主寒湿凝滞筋肉骨节之间，以重剂术附，佐之以苓除寒湿之痹，以芍药缓急止痛，以人参益气，附子人参，温阳益气，附子术苓，温阳除湿。无形之寒湿重浊，易凝滞筋骨节之间，治之以温阳益气，除寒湿而缓急痛。若是有形之寒水之气停聚，则以真武汤。

少阴病，二三日不已，至四五日，腹痛，小便不利，四肢沉重疼痛，自下利者，此为有水气，其人或咳，或小便利，或下利，或呕者，真武汤主之。

少阴阳虚寒凝，水气不化，泛滥全身，浸渍于胃肠，则见腹痛、自下利，浸渍于肢体，则见四肢沉重疼痛，浸渍于筋脉，则见身瞤动，振振欲擗地，四肢疲乏，下肢不足以支撑体重时，就可以出现身体颤抖摇晃欲倒地的表现。水气上泛凌心，则可见心下悸，上泛清窍，则见头眩。寒饮射肺，其人或咳，水气犯胃则呕。上症亦见于心力衰竭之肺水肿、胃肠道淤血、肾脏淤血导致的肾功能减退引发的代偿性多尿、组织间隙水肿等症。真武汤有强心、利尿、扩血管等作用，适宜收缩期心力衰竭，若舒张期心力衰竭，尤需甚之，以附子强心故也。方真武汤温阳利水，方中以附子温阳，配伍白术茯苓而利水，更有芍药利小便，生姜散水气也。其加减法中，若咳者，加五味子、细辛、干姜以温阳化饮，此与小青龙汤法同。若小便利者，去茯苓。若下利者，去芍药，加干姜，以芍药性寒也。若呕者，去附子加生姜，水渍于胃加生姜温胃化饮，降逆止呕，附子不必然去也。

沉潜水蓄，支饮急弦，此少阴寒饮也，若少阴热化夹饮者，法猪苓汤。

少阴病，下利六七日，咳而呕渴，心烦，不得眠者，猪苓汤主之。

少阴病，脉微细，细者，荣血不足，复遭下利，血分受伤，小便短赤者，水热互结下焦，猪苓汤补血而利小便也，今可用于泌尿道感染、慢性肾炎、肾病综合征、尿路结石伴出血者等泌尿系统疾病。

少阴病，吐利，手足厥冷，烦躁欲死者，吴茱萸汤主之。

此休克早期，吐利导致血容量不足，组织器官灌注不足，中枢系统开始出现血供不足，故手足厥冷，烦躁欲死，以吴茱萸汤抗休克，改善微循环，强心升压。

本篇主要论述少阴外感、少阴热化、少阴寒化、少阴动血、少阴寒化夹饮、少阴阴虚夹饮化热等证治规律，上述证型是围绕少阴病提纲"少阴之为病，脉微细，但欲寐也"所展开论述的，这些证型的基本特点即循环机能衰退，故曰少阴病。

伤寒脉浮，自汗出，小便数，心烦，微恶寒，脚挛急，反与桂枝欲攻其表，此误也；得之便厥，咽中干，烦躁，吐逆者，作甘草干姜汤与之，以复其阳；若厥愈足温者，更作芍药甘草汤与之，其脚即伸；若胃气不和，谵语者，少与调胃承气汤；若重发汗，复加烧针者，四逆汤主之。

自汗出、小便数者，为有里热，但以其脉位浮，医误诊为桂枝证，不见其心烦，微恶寒，脚挛急等症，微恶寒者，虚故也。寸口脉浮而大，浮则为风，大则为虚，风则生微热，虚则两胫挛。病证像桂枝，因加附子参其间，增桂令汗出，附子温经，亡阳故也。误以桂附攻表便厥，咽中干，烦躁，吐逆者，里寒而阳明内结，作甘草干姜汤与之，取炙甘草四两、干姜二两，以复其阳，大剂量炙甘草促进水钠潴留，用以存津液，以干姜暖里寒。更作芍药甘草汤与之，其脚即伸，以芍药四两、甘草四两存津液、缓拘挛。若胃气不和，谵语者，少与调胃承气汤，微彻阳明热结。若重发汗，复加烧针者，手足厥逆而脉微，亡阳也，急与四逆汤。

王叔和云：仲景明审，亦候形证，一毫有疑，则考校以求验。此条见脉浮，自汗出，微恶寒，医误以为太阳桂枝证，辄投以桂，视小便短黄，心烦，脚挛急诸症而不见，故致其误。

虚弱浮热汗出者，桂枝加龙骨牡蛎汤去桂，加白薇、附子，名曰二加龙骨汤。太阴虚劳外感，脉虚弱而浮热，可与二加龙骨汤。

凡六经皆可有表证，非独太阳也。伤寒脉浮，起与太阳，脉静者为不传，颇欲吐，若躁烦，脉数急者，为传也，太阳有桂枝、麻黄之别，传阳明者，有白虎加人参汤、白虎汤之异，间有太阳转阳明之机转者，虚实皆随经治之，补不足而泻有余。太阴外感桂枝汤，少阴外感麻黄附子汤，厥阴外感，脉弦弱反发热者，随虚实合方也。

发汗，病不解，反恶寒者，虚故也，芍药甘草附子汤主之。

以芍药甘草和营，附子扶阳而实卫气也。

下之后，复发汗，昼日烦躁不得眠，夜而安静，不呕，不渴，无表证，脉沉微，身无大热者，干姜附子汤主之。

下之后，复发汗，阳气衰于里而卫气虚于外，不呕，不渴，无表证，此无三阳证，身无大热者可有微热，正虚邪衰也。此少阴阳虚烦躁，昼日烦躁不得眠，卫气与邪不两立，夜而卫气归于里，正邪不争故安静，干姜附子汤主之。不用炙甘草，以炙甘草内含拟皮质激素成分，或可加重烦躁也。

芍药甘草附子汤与干姜附子汤，皆有阳气不足之本，一有营亏之虚，一有阳虚之烦，故皆宜附子治其本，一以芍药和营，芍药解痉，促进静脉血回流也，一以干姜温阳，干姜有镇静之功也。

少阴病，脉沉者，急温之，宜四逆汤。

伤寒，医下之，续得下利，清谷不止，身疼痛者，急当救里；后身疼痛，清便自调者，急当救表。救里宜四逆汤，救表宜桂枝汤。

下利，腹胀满，身体疼痛者，先温其里，乃攻其表。温里宜四逆汤，攻表宜桂枝汤。

既吐且利，小便复利，而大汗出，下利清谷，内寒外热，脉微欲绝者，四逆汤主之。

吐利汗出，发热恶寒，四肢拘急，手足厥冷者，四逆汤主之。

大汗出，热不去，内拘急，四肢疼，又下利、厥逆而恶寒者，四逆汤主之。

病发热头痛，脉反沉，若不差，身体疼痛，当救其里。

呕而脉弱，小便复利，身有微热，见厥者，难治，四逆汤主之。

诸条言表里缓急治之异也，阳绝于内，反攻其外，是谓重竭，勿犯虚虚实实之戒也。若脉沉者、脉微欲绝者，先救其里，宜四逆汤急温之。卫气根于里，里阳固则卫气复，随其虚实而治之，故治之有缓急之别。

少阴病，饮食入口则吐，心中温温欲吐，复不能吐。始得之，手足寒，脉弦迟者，此胸中实，不可下也，当吐之。若膈上有寒饮，干呕者，不可吐也，当温之，宜四逆汤。

脉弦迟者，此胸中实，有形之物也可吐之。若为膈上寒饮，当以温药和之，宜四逆汤合治诸痰饮之方，名温阳化饮。

恶寒，脉微而复利，利止，亡血也，四逆加人参汤主之。

亡血者，亡血中水分也，非血细胞寡也，以四逆汤加人参益气固津，有形之血，不能速生，无形之气，法当急固，与人参快速恢复血容量，益气固津，不使脱也。

发汗，若下之，病仍不解，烦躁者，茯苓四逆汤主之。

病有当发汗者，有当下者，但要有发汗之实据，可下之病情，或有医家以偏概全，失之误治而亡其血也。若服桂枝汤，或下之，仍头项强痛，翕翕发热，无汗，心下满微痛，小便不利者，桂枝去桂加茯苓白术汤主之。其医失治，反投之以承气，阳气败亡，水气更胜，致生烦躁，急与四逆汤温之，以复其阳，与人参益气生津，以茯苓利之停水也。

下利清谷，里寒外热，汗出而厥者，通脉四逆汤主之。

少阴病，下利清谷，里寒外热，手足厥逆，脉微欲绝，身反不恶寒，其人面色赤，或腹痛，或干呕，或咽痛，或利止脉不出者，通脉四逆汤主之。

通脉四逆汤治少阴戴阳之证。阴寒内盛，真阳浮越，面红如妆，脉不出者，循环衰竭也。急重剂四逆汤即通脉四逆汤主之，面色赤者，加葱九茎，以葱白辛滑通利，宣通上下，引浮阳下潜，又发散通气，宣散阴寒。腹中痛者，去葱，加芍药解痉；呕者，加生姜。咽痛者，去芍药，加桔梗，以芍药收敛，咽痛者，当通阳于上，散结利咽，与桔梗。利止脉不出者，去桔梗，加人参复脉也。病皆与方相应者，乃服之。

吐已下断，汗出而厥，四肢拘急不解，脉微欲绝者，通脉四逆加猪胆汁汤主之。

吐已下断，汗出而厥，其血亡也，加猪胆汁，猪胆汁中含有大量电解质，另外，胆汁中含有胆盐与胆酸，是一种肠道去污剂，正不敌邪，小肠内细菌生长过剩，则胆盐被大量分解，口服胆汁有助于杀菌，而且胆汁属碱性，亦有利于纠正酸中毒。消化系统功能衰竭时，加猪胆汁亦有助于消化。

少阴病，下利，白通汤主之。

少阴病，下利，脉微者，与白通汤。利不止，厥逆无脉，干呕烦者，白通加猪胆汁汤主之。服汤，脉暴出者，死，微续者，生。

白通加猪胆汁汤方较白通汤有猪胆汁、人尿，人尿不仅含有电解质，可以补充血容量，还含有尿激酶，可以抗凝，起到改善组织灌注的作用。服汤，脉暴出者，肾上腺素储备衰竭，全部释放，回光返照之象，死。微续者，肾上腺素储备尚存，生。

少阴病，下利，脉微涩，呕而汗出，必数更衣；反少者，当温其上灸之。

脉微为亡阳，涩为亡血，胃逆则为呕，阳气升泄，是以汗出，阳欲脱也。阳气愈升，反则下愈寒而利愈多，必数更衣，乃利少者，无物可下也，此条症状可见于感染性休克潮热出汗、胃肠功能紊乱的症状表现。当温其上灸之，《脉经》云：灸厥阴可五十壮。诸下利，皆可灸足大都五壮（一云七壮），商丘、阴陵泉皆三壮。

上言四逆汤类方，以下言少阴急下与少阴咽痛。

少阴病，得之二三日，口燥咽干者，急下之，宜大承气汤。

少阴病，自利清水，色纯青，心下必痛，口干燥者，急下之，宜大承气汤。

少阴病，六七日，腹胀不大便者，急下之，宜大承气汤。

上三条乃言少阴病急下之证。少阴病，得之二三日，口燥咽干者，急下之，宜大承气汤。口燥咽干者，以少阴病本脉微细，阳虚血衰，若口燥咽干者，是肠道蠕动无力，内有燥屎，机体欲分泌体液以滑大便而不得，致使津液愈伤，故与下法，除之而后快。少阴病，六七日，腹胀不大便者，急下之，同理也。少阴病，自利清水，色纯青，心下必痛，口干燥者，急下之，宜大承气汤。所谓热结旁流是也，自利清水，津液愈伤，从胃中至肠中即干结而痛，是以燥屎以成，急下之，经方与大承气汤加减下之，时方可取新加黄龙汤辈。

少阴病本阳气虚，荣血衰，在下可变症为不大便，在上可变症为咽痛。

少阴病，下痢，咽痛，胸满心烦者，猪肤汤主之。煎猪肤加白蜜、白粉，熬香，和相得，温分六服，小剂量频服用也，以润燥而除烦，促进黏膜损伤愈合，白粉涩溏而收泄利。少阴病，二三日咽痛者，可与甘草汤；不差者，与桔梗汤。以生甘草清热解毒，甘草内含甘草酸等成分为拟皮质激素，可以抗炎。桔梗，《神农本草经》言其"主胸胁痛如刀刺，腹满肠鸣幽幽，惊恐悸气"，言其善散结滞而消肿，化凝郁而排脓血也，疗咽痛如神。少阴病，咽中伤生疮，不能语言，声不出者，苦酒汤主之。服时少少含咽之。蛋清主要成分为蛋白质，可以形成黏膜保护剂，半夏涤痰散结，有抗溃疡之功，苦酒敛疮消肿。少阴病咽中痛，半夏散及汤主之，亦少少咽之，此心阳不能上达而经络干涩也，如脉微细，复起其阴脉而治本也。

少阴病急则温之，法四逆辈，缓则以薯蓣丸、肾气丸、炙甘草汤等阳中求阴以养少阴之形质也。

厥阴病篇

# 经方扶阳法类方要义之厥阴类方

    人体的生命由单细胞受精卵发育而来，在细胞膜的包裹下逐渐生长、发育，细胞膜逐渐凹陷、反折，形成三胚层，在细胞膜进一步的不断折叠过程中，不同的组织、器官、系统形成，不同的膜张力赋予细胞不同的特定作用从而发挥不同的功能，以使生命形成。

    膜的存在在微观上构成了细胞间质，由胶原纤维构架成的筋膜骨架结构给予支撑，以发挥循环与细胞之间物质、信息、能量上的沟通作用，由细胞间基质－纤维组成的具有张力的连续性网络结构赋予了细胞生存空间，给予细胞支持、维护作用，同时，这些纤维网络的张力也会影响到循环系统与细胞之间的沟通，对机体的能量分配与代谢物的清除发挥着调控作用，而且筋膜的张力与人的情绪会相互产生影响。

    以全身细胞间基质－纤维系统功能低下为主要表现的病变，称为厥阴病，即半表半里之阴证。由于纤维网络的张力的不协调，厥阴病亦可能表现为以中下焦寒凝为本的上热下寒证候，同时半表半里的张力异常，致使细胞代谢产物不能较好地运送到循环系统排泄掉，可能会造成寒凝为主、局部郁热的病理表现，即厥阴病提纲诸症。

    厥阴病以乌梅丸为主方，以人参、干姜、川椒、附子等温化中焦，同时以当归、桂枝、附子、细辛等改善循环，在温化作用的支持下给予乌梅酸化，能加强胃肠道乃至半表半里的分泌，使组织液增多，循环改善，纤维系统得到滋养从而缓解痉挛，黄连与黄柏可清除扶阳过程中局部所化之热。总体来说，乌梅丸证的脉象是左右脉搏的不平衡，左脉以沉弦细为主。若左脉以沉紧为主，为久寒，属吴茱萸汤证。

乌梅丸代表了厥阴病的基本治法，剖析如下：

要想恢复厥阴病半表半里的张力，首先要从脾胃调集阳气，使血脉畅通，通过循环的改善给予筋膜以足够的温度，促进组织间液的分泌以缓解其痉挛的状态。其次，根据机体瘀滞的病理代谢产物的不同，给予适当的祛邪药。根据正邪关系，调整扶正与祛邪药物之比例。

在扶助阳气方面，经方有数个方根，如甘草干姜汤、炙甘草生姜大枣、理中汤、大建中汤、桂枝人参汤、附子理中汤、吴茱萸汤等。右关脉沉弱的时候，可以理中法，关尺脉沉，考虑大建中汤法，脉沉微，考虑附子理中汤法，脉沉弦，给予附子细辛。如果是左脉沉弦，可给予吴茱萸汤扶助阳气，也就是说乌梅丸中也可以加入吴茱萸汤的成分，适用于左脉沉弦的肝阳不足之证，以治久寒。吴茱萸一般与人参或者大枣同用，以缓解其对消化系统的副作用。若左脉有细数象，可给予地黄，养肝滋肾，防止肝阳虚性上亢，若尺脉沉弱，则合用肾气丸，补益肾气，以使强壮。若脉细象明显，可给予当归、川芎、白芍类，脉微欲绝，手足逆冷，甚则合用当归四逆汤。

在祛除病理代谢产物方面，这一点与六经的加减法是相通的，如伴痰浊停留，舌苔白腻者，可给予平胃散之类。伴气滞者，可给予橘枳姜汤类。左脉细涩瘀血证见者，可给予下瘀血汤类。如果是因为半表半里郁而化热者，通常会出现脉象局部独滑的现象，也可以酌情考虑清热药，如伴失眠，可与黄连、竹茹类，若素患痞，则与泻心汤类方合用，食物反流冲击贲门，剑突下按之疼痛，右关脉滑实者，可与小陷胸汤合用，此时须知，当运化脾胃为本。如果是伴右寸关浮滑，则合用竹叶石膏汤。大气上逆，右关脉浮滑不敛的，可以与麦门冬汤合用。若是尺脉滑，可与封髓丹，在扶助阳气的基础上清利下焦湿热。如果伴水气停留，舌苔水滑，或见水气证，可与适当利水药，如五苓散类。如果伴有宿便，见右脉沉滑，就要考虑适当合用承气类方了。在厥阴病的格局下出现的各种病理代谢产物，皆可与乌梅丸加减治之。

肝主筋膜，凡舒筋膜之滞者，当舒畅肝阳。肝阳足者，其升发方能条达不滞。肝阳不足者，筋膜沉滞粘连，或结而成滞，或塞成瘀血，故暖肝实乃舒展筋膜之法。间或有因肝血虚乏，筋膜不足以得之濡养者，法当养血。肝主筋，肾主骨，沉即为骨，弱即属肝，法当脚弱，可与山茱萸类补肝以强壮之，前人云，山茱萸敛正气不敛邪气。若厥阴瘀血者，法当暖肝而化血，可与乌梅丸、吴茱萸汤等合用大黄䗪虫丸。

　　治疗厥阴病的乌梅丸可以广泛地应用在外感、内伤的治疗中，只要出现厥阴证。乌梅丸是升发阳气非常迅速的一张处方，若在应用乌梅丸的过程中，脉象逐渐变弦且有力，为气血恢复将转少阳之证，可与柴胡法治之。乌梅丸不仅可与少阳、阳明类方合用，亦可与太阳类方合用，如出现太阳表证之症状而见厥阴脉者，则可与乌梅丸加减合用太阳类方，以温里散寒。一气分而为六经，六经合而一气，故六经处方应灵活应用，有的放矢，病脉症证相应乃治之。